SÉRIE A
N° 24

N° D'ORDRE
386

THÈSES

PRÉSENTÉES

A LA FACULTÉ DES SCIENCES DE PARIS

POUR OBTENIR

LE GRADE DE DOCTEUR ÈS SCIENCES NATURELLES

PAR

M. FRANÇOIS VIAULT

DOCTEUR EN MÉDECINE, ANCIEN INTERNE DES HOPITAUX DE PARIS
LAURÉAT DE LA FACULTÉ DE MÉDECINE

1re THÈSE. — RECHERCHES HISTOLOGIQUES SUR LA STRUCTURE DES CENTRES NERVEUX DES PLAGIOSTOMES.

2e THÈSE. — PROPOSITIONS DONNÉES PAR LA FACULTÉ.

Soutenues le   avril devant la Commission d'examen

MM. HÉBERT, *Président.*
DUCHARTRE,
DE LACAZE-DUTHIERS, { *Examinateurs.*

PARIS
TYPOGRAPHIE A. HENNUYER
RUE D'ARCET, 7
1877

SÉRIE A
N° 24
N° D'ORDRE
386

THÈSES

PRÉSENTÉES

A LA FACULTÉ DES SCIENCES DE PARIS

POUR OBTENIR

LE GRADE DE DOCTEUR ÈS SCIENCES NATURELLES

PAR

M. FRANÇOIS VIAULT

DOCTEUR EN MÉDECINE, ANCIEN INTERNE DES HÔPITAUX DE PARIS
LAURÉAT DE LA FACULTÉ DE MÉDECINE

1re **THÈSE.** — RECHERCHES HISTOLOGIQUES SUR LA STRUCTURE DES CENTRES NERVEUX DES PLAGIOSTOMES.

2e **THÈSE.** — PROPOSITIONS DONNÉES PAR LA FACULTÉ.

Soutenues le   avril devant la Commission d'examen

MM. HÉBERT, *Président.*
DUCHARTRE,   } *Examinateurs.*
DE LACAZE-DUTHIERS,

PARIS

TYPOGRAPHIE A. HENNUYER

RUE D'ARCET, 7

1877

ACADÉMIE DE PARIS

FACULTÉ DES SCIENCES DE PARIS

MM.

DOYEN.......	MILNE-EDWARDS, Prof.	Zoologie, Anatomie, Physiologie comparées.
PROFESSEURS HONORAIRES.	DUMAS. PASTEUR. DELAFOSSE.	
PROFESSEURS.	CHASLES................	Géométrie supérieure.
	LE VERRIER............	Astronomie.
	P. DESAINS..............	Physique.
	LIOUVILLE..............	Mécanique rationnelle.
	PUISEUX................	Astronomie.
	HÉBERT............	Géologie.
	DUCHARTRE.............	Botanique.
	JAMIN..................	Physique.
	SERRET.................	Calcul différentiel et intégral.
	H. Ste-CLAIRE-DEVILLE.	Chimie.
	DE LACAZE-DUTHIERS..	Zoologie, Anatomie, Physiologie comparées.
	BERT...................	Physiologie.
	HERMITE.	Algèbre supérieure.
	BRIOT..................	Calcul des probabilités, Physique mathématique.
	BOUQUET.	Mécanique physique et expérimentale.
	TROOST................	Chimie.
	WURTZ. ....:....	Chimie organique.
	FRIEDEL.	Minéralogie.
AGRÉGÉS.....	BERTRAND.............. J. VIEILLE.	Sciences mathématiques.
	PELIGOT.	Sciences physiques.
SECRÉTAIRE..	PHILIPPON.	

A MM.

H. DE LACAZE-DUTHIERS

PROFESSEUR A LA SORBONNE (FACULTÉ DES SCIENCES)
MEMBRE DE L'INSTITUT

ET

CH. ROBIN

PROFESSEUR A LA FACULTÉ DE MÉDECINE
MEMBRE DE L'INSTITUT
SÉNATEUR

RECHERCHES HISTOLOGIQUES

SUR

LA STRUCTURE DES CENTRES NERVEUX

DES PLAGIOSTOMES

———————

INTRODUCTION

L'encéphale des poissons est assurément un des sujets de l'anatomie comparée qui ont le plus exercé la sagacité des anatomistes. Le nombre des naturalistes qui en ont fait l'objet de leurs études depuis la Renaissance des lettres est véritablement considérable ; il n'en est aucun, cependant, qui ait pu se vanter de donner la solution de tous les problèmes que soulève cette question et de ne rien laisser à faire à ses successeurs. A défaut d'autre témoignage de ce que j'avance, le fait que, depuis près de trois quarts de siècle, l'Institut a proposé au moins cinq fois cette question comme sujet de prix, sans que jamais aucun mémoire lui ait paru mériter entièrement la récompense académique, ce fait, dis-je, en est une preuve suffisante. C'est ce que constate, d'ailleurs, le rapporteur du dernier concours, M. le professeur Blanchard, qui, dans la fin de son rapport, encourage en excellents termes les anatomistes « à travailler encore à la solution d'une question pleine de grandeur ».

Ce n'est pas à dire qu'il n'y ait point eu un seul progrès de fait depuis le jour où un Curieux de la nature a disséqué pour la première fois un cerveau de poisson, et s'est efforcé d'en exposer la conformation anatomique. Non ! Mais en raison de la difficulté considérable du sujet, — difficulté que ne soupçonnaient même pas les premiers investigateurs, dont les écrits pleins d'une candide assurance ne laissent percer le moindre doute, — les progrès ont été très-lents, incertains, rétrogrades même, si l'on peut ainsi parler, dans certaines circonstances, lorsqu'un homme de génie comme Cuvier par exemple, sommeillant sans doute à la façon du bon Homère, appuya du poids de toute son autorité une erreur d'Haller qui avait déjà été réfutée par Arsaky.

Certes, il n'était pas difficile de décrire le cerveau des poissons, bien moins compliqué en somme que celui des vertébrés supérieurs, et Gottsche, qui a publié sur ce sujet, en 1835, une monographie importante, mais purement descriptive, disait non sans quelque raison, peut-être : « Haller connaissait mieux que nous le cerveau des poissons. » Mais la description ne donnait pas la clef des homologies ; c'était le détail aride de formes vaines et changeantes, quelque chose comme les hiéroglyphes de l'Egypte avant Champollion. Bien plus, la description, à elle seule, devait forcément conduire à l'établissement de fausses homologies par suite de ressemblances trompeuses de certaines parties du cerveau des poissons avec quelques parties de celui des mammifères, ressemblances qui ont exercé une irrésistible séduction sur la plupart des anciens anatomistes, qui l'exercent même encore sur quelques-uns de leurs successeurs. Les premiers avec une naïve confiance, inconsciente des écueils, et n'imaginant pas que des organes semblables en apparence pussent être, en réalité, bien différents, les autres caressant l'idée chimérique de retrouver le cerveau de l'homme dans l'encéphale des poissons et, pour cette entreprise ardue, violentant tous les rapports, torturant le principe des connexions, qui malgré tout est resté debout, tous ces anatomistes, dis-je, avaient ainsi réussi à faire du cerveau des poissons, relativement simple dans la nature, un assemblage monstrueux et bizarre de tout ce qu'on a décrit depuis Démocrite et Anaxagoras dans le cerveau des vertébrés supérieurs. Ces efforts, tout vains qu'ils étaient, montrent cependant que l'intérêt de cette étude se résume en effet dans des rapprochements entre les formes cérébrales des vertébrés inférieurs et celles des vertébrés supérieurs, c'est-à-dire dans des considérations d'Anatomie philosophique ou, comme on dit aujourd'hui, de Morphologie générale.

Dans le tissu d'erreurs homologiques que nous ont léguées les anciens, quelques déterminations cependant paraissent peu contestables et sont relatives à des points sur lesquels tous les auteurs sont unanimes. Aussi, on éprouve une certaine satisfaction à trouver dans ce cerveau si rebelle à se laisser comprendre, et qui a fourni tant de déterminations contradictoires, au moins une partie sur laquelle tout le monde est d'accord. Espoir déçu ! Cette satisfaction nous échappe, car ce qu'une longue suite d'observateurs consciencieux avait toujours admis comme l'expression de l'évidence est combattu tout à coup par un observateur qui a cru pénétrer plus loin que ses devanciers et rétablir la vérité dans un texte incompris jusqu'à lui ou faussement interprété. C'est le cas, pour citer l'exemple en passant, pource que tous les auteurs jusqu'à ces derniers temps, depuis Haller jusqu'au regretté professeur Baudelot, considéraient comme le cervelet, et qu'un naturaliste d'Iéna, Miklucho-Maclay, se fondant sur de prétendues données embryologiques, dit être le *Mittelhirn*, c'est-à-dire le cerveau moyen, qui forme, on le sait, les lobes optiques ou tubercules jumeaux.

Puisque nous allons nous aventurer, nous aussi, sur ce terrain des centres nerveux des poissons, terrain que nous venons de représenter si incertain et si mouvant, ce serait sans doute ici le lieu de passer en revue les auteurs[1] qui se sont occupés de ce sujet, depuis Willis qui est le premier (1666) et Haller qui est le plus complet des anciens, jusqu'aux anatomistes de notre époque. Mais cet historique sera mieux à sa place dans le chapitre des déterminations.

Disons déjà, cependant, que l'histoire de la science sur ce point particulier nous montrera à quelles opinions divergentes se sont arrêtés les plus célèbres anatomistes. Et, de fait, ce résultat a-t-il de quoi nous surprendre ? Nullement, et le contraire, c'est-à-dire la découverte de la vérité par les moyens mis en œuvre, n'eût pas laissé de nous étonner bien davantage. En effet, avant Cuvier et même longtemps encore après lui pour certains auteurs, quel a été le constant objectif des études anatomiques ? La forme extérieure des organes avant tout, et leur conformation intérieure grossière ; la notion de fonction, quand on la faisait intervenir, n'était presque jamais fondée sur le seul critérium vraiment scientifique, à savoir : l'expérimentation physiologique. Pour s'élever à des considérations d'un ordre plus relevé, pour établir les homologies des organes dans la série animale, les naturalistes n'avaient aucun fil conducteur. Il fallait avoir, comme Linné et quelques autres peu nombreux, *pauci quos æquus amavit Jupiter*, une intuition quasi divine des rapports naturels des êtres, pour ne pas faire de la science encore naissante un véritable chaos. C'est alors que les anatomistes du commencement de ce siècle, les Cuvier,

---

[1] Ces auteurs sont, dans le dix-septième et le dix-huitième siècle : Willis (1666), Collins (1685), Haller (1766), Camper (1774), Vicq d'Azyr (1776), Monro (1785), Ebel (1788), Scarpa (1789). Voir, pour cet historique des premiers temps, Cuvier et Valenciennes, *Histoire naturelle des poissons*, t. I, 1828.

les Baër, les Geoffroy Saint-Hilaire, les Serres, etc., cherchèrent, les uns dans une étude approfondie de l'organographie, les autres dans une observation patiente de ces phases obscures du premier développement des êtres, les lois de l'organisation animale et créèrent ainsi l'Anatomie philosophique ou transcendante, épithètes emphatiques peut-être, mais qui la distinguaient des élucubrations des Philosophes de la nature. Les anatomistes eurent alors entre les mains le *principe des connexions*, qui régit toute la morphologie organique des être compris dans un même embranchement, la *loi de similitude du développement embryogénique*, et d'autres encore d'une application un peu moins générale.

A ces conquêtes de la morphologie et de l'embryogénie sont venues se joindre plus récemment celles de l'histologie, qui, disposant d'un merveilleux instrument, a vu s'agrandir chaque jour le champ de ses découvertes, mais ne doit pas pour cela, comme quelques-uns le croient, former une science à part.

C'est ainsi que la science a grandi par le progrès des âges et le génie de quelques hommes, qu'elle a multiplié ses moyens d'investigation et qu'elle a affermi ses conquêtes en élargissant sa base. Aussi n'est-il plus possible, sans anachronisme, de procéder aujourd'hui à la façon des anatomistes purement descripteurs, qui, n'envisageant que la conformation des organes visible à l'œil nu, sans en étudier la texture et la structure intime, non plus que le développement embryogénique, ressemblent aux linnéistes dont les classifications végétales étaient fondées sur l'étude d'un seul ou d'un très-petit nombre de caractères très-apparents. Pas plus que le système de Linné ne conduisait à la connaissance complète des plantes, l'anatomie comparée faite sans le secours des données histologiques et embryologiques ne pouvait conduire à la connaissance parfaite des êtres et de leurs organes, telle que nous la possédons aujourd'hui, ou telle du moins que nous comprenons qu'elle doit être.

Nous venons d'en dire assez pour faire comprendre maintenant la raison de la fin de non-recevoir qui a été, en quelque sorte, opposée jusqu'à ce jour à la plupart des travaux des anatomistes qui se sont occupés du cerveau des poissons, et pour montrer dans quelle voie doivent être dirigées désormais les recherches nouvelles pour aboutir à un résultat définitif[1]. Nous conclurons donc qu'il y a, pour

---

[1] Certes, nous n'avons pas la prétention de dire qu'une étude attentive et patiente

arriver à la détermination des homologies de l'encéphale des poissons, plusieurs moyens à mettre en œuvre, ou plutôt qu'il n'y en a qu'un, qui consiste à employer concurremment pour le même but tous ces moyens d'étude, qui sont : la comparaison des formes, la situation relative et la connexion des parties, l'étude des originés apparentes et réelles des nerfs, l'embryologie et l'histologie comparées.

Il serait injuste, toutefois, de prétendre que de tous ces moyens la comparaison des formes a été seule employée jusqu'ici. Mais nous pouvons, en quelques mots, exposer la part qui a été faite à chacune de ces diverses méthodes.

Jusqu'à Cuvier, la comparaison des formes et leur description macroscopique ont été seules en vigueur : *inde errores*.

Pour Cuvier (1800, 1828), Gottsche (1835) et quelques autres, l'embryologie naissante resta non avenue, le principe des connexions appliqué surtout à l'origine des nerfs fut pour ainsi dire lettre morte et la comparaison grossière des formes continua à prévaloir pour la plus grande gloire des erreurs de leurs devanciers.

Arsaky (1813), Tiedemann (1816), Serres (1821) introduisent l'embryologie et, s'appuyant en même temps sur les connexions, arrivent à la détermination la plus acceptable, quoique bien des points restent encore dans le doute.

L'histologie, née et surtout perfectionnée beaucoup plus tard, n'a été jusqu'à présent que bien peu utilisée dans l'étude des centres nerveux des poissons. Il y a cependant lieu d'attendre d'elle, dans cette branche de nos connaissances, des progrès dont Leuret, un des premiers (1839), paraît avoir pressenti toute l'importance, mais que l'insuffisance de la technique micrographique de son temps ne lui permit pas de réaliser. Ce n'est que plus tard, en effet, que l'étude microscopique si délicate des centres nerveux a été rendue possible d'abord par l'emploi de l'acide chromique et des bichromates pour le

des formes cérébrales des poissons et des *connexions* des diverses parties ne saurait plus donner aucun résultat. Il est très-probable, au contraire, qu'on éclaircirait bien des doutes si on pouvait étendre cette investigation purement descriptive et morphologique au plus grand nombre de genres et d'espèces de cette classe si nombreuse des poissons où les formes cérébrales sont si diverses et aberrantes à l'extrême dans quelques types, les Mormyres, par exemple. Mais il n'y a plus rien à attendre de l'étude simplement descriptive des espèces communes si souvent étudiées. Je ne crois pas qu'on puisse évaluer à plus de cent cinquante à deux cents le nombre des espèces dont le cerveau a été plus ou moins bien décrit ou figuré. Qu'est ce chiffre en comparaison de celui des espèces de la classe tout entière?

durcissement des tissus, et plus encore peut-être par l'introduction des réactifs colorants, au premier rang desquels se place le carminate d'ammoniaque, préconisé d'abord par Gerlach (1858), puis l'acide osmique, le chlorure d'or, etc., d'un usage plus récent.

Ces perfectionnements de la technique micrographique ont véritablement inauguré une ère nouvelle dans la névrologie humaine et comparée. Mais, il faut le dire, jusqu'ici bien peu d'auteurs français ont eu l'idée d'en faire l'application à l'étude du cerveau et de la moelle des poissons [1]. En Allemagne, quelques anatomistes l'ont fait en partie, pour la moelle et pour le cervelet des poissons osseux notamment [2]. Le docteur Stieda (de Dorpat), qui a publié d'importantes contributions à l'étude du système nerveux des vertébrés, est le seul qui ait étendu ses recherches à l'ensemble des centres nerveux des poissons ; mais il n'a étudié que certains types, peu nombreux d'ailleurs, de poissons osseux [3]. Cependant, jusqu'à ce jour, les centres nerveux des poissons cartilagineux, qui s'éloignent très-notablement de ceux des Téléostéens, n'ont été l'objet d'aucunes recherches histologiques d'ensemble qui aient été publiées, à part une communication préalable de quatre ou cinq pages, sur la moelle des Raies et des Squales, publiée en 1873 par le docteur Stieda [4].

Le système nerveux central des Plagiostomes restait donc, pour ainsi dire, tout entier, complétement inexploré au point de vue de sa structure intime. Nous avons tenté de faire pour ce groupe zoologique si important ce qu'on avait fait pour les poissons osseux. Pour ces

---

[1] Les derniers travaux d'encéphalographie ichthyologique publiés en France sont ceux d'Hollard et de Baudelot, présentés au concours de l'Institut en 1865. Le mémoire du premier ne contient pas un mot d'histologie. Baudelot a cherché à étudier la structure du cervelet sur des coupes fines, faites après de nombreux tâtonnements de durcissement dans une solution d'alun et de sel marin. Il n'a publié d'ailleurs aucune figure des détails microscopiques observés par lui. Dans les *Leçons sur la Physiologie du système nerveux* faites au Muséum en 1864, par M. le professeur Vulpian, la leçon 34e contient un excellent résumé de l'anatomie du cerveau et de la moelle des poissons, avec l'exposé des recherches personnelles de M. Vulpian sur l'histologie de la moelle et du cerveau de la Carpe et sur celle de la moelle de la Lamproie et de quelques sélaciens. Ces recherches, fort importantes, sont, à proprement parler, les premières, et l'on peut dire les seules qui aient été faites en France sur ce sujet.

[2] Voir l'appendice bibliographique.

[3] *Studien über das Nervensystem der Knochenfische*, von Dr LUDWIG STIEDA (*Zeitschr. f. wiss. Zoologie*, 1867, Bd. XVIII).

[4] *Ueber den Bau des Rückenmarks der Rochen und der Haie*, von L. STIEDA (*Zeitschr. f. wissenschaftl. Zoologie*, Bd. XXIII, 1873).

derniers eux-mêmes nous avons cherché à vérifier et à compléter sur d'autres espèces que celles déjà étudiées ce qui a été dit de la structure de leur centre cérébro-spinal. Nous ne nous sommes donc pas borné, comme un ouvrier de la onzième heure, à venir raconter ce que les autres travailleurs avaient fait depuis le matin dans la vigne. Nous avons commencé notre journée, sinon dès la première heure, du moins vers le milieu du jour, et voyant ce qu'avaient déjà fait les premiers, et rendant un juste hommage à leur labeur, nous avons essayé de défricher, en prenant modèle sur eux, le petit coin de champ qu'ils avaient délaissé.

Cette étude histologique du système nerveux des poissons comprendra donc, en premier lieu, l'exposé de nos recherches personnelles sur la structure des centres nerveux des Plagiostomes. Dans une deuxième partie nous discuterons les homologies des différentes parties de l'encéphale des poissons cartilagineux et osseux avec celles du cerveau des animaux supérieurs. Après une revue historique et critique des diverses opinions émises à ce sujet, nous exposerons les preuves tirées de la morphologie, de l'embryologie et de la structure intime qui militent en faveur de l'opinion que nous aurons adoptée, et nous serons naturellement amené à conclure par l'examen de l'importante question du type cérébral des vertébrés.

PREMIÈRE PARTIE.

STRUCTURE DES CENTRES NERVEUX DES PLAGIOSTOMES.

I

DESCRIPTION GÉNÉRALE DU CERVEAU ET DE LA MOELLE [1].

Comme les points souvent étudiés, et malgré cela mal connus, de l'anatomie, ou comme ceux dont l'interprétation a souvent varié, le cerveau des poissons possède pour ses diverses parties une riche, trop

---

[1] Le cerveau des Plagiostomes n'a été décrit d'une façon complète et dans ses divers types par aucun auteur français. Cuvier en parle à peine, Serres ; Desmoulins, Natalis Guillot n'ont décrit que quelques types ; le mémoire de Baudelot, imprimé en 1869, est surtout relatif aux poissons osseux. MM. Philippeaux et Vulpian paraissent être les seuls qui aient donné à cette étude tout le développement qu'elle mérite ; malheureusement leur travail, accompagné de nombreux dessins, est resté inédit et nous ne le connaissons que par les extraits succincts qu'en a donnés A. Duméril dans

riche même synonymie. Si nous faisions un travail de description pure, nous croirions utile de donner la liste de ces nombreuses appellations ; mais tel n'est pas notre but. Nous aurons cependant occasion d'en donner quelques-unes dans la revue historique et critique qu'on trouvera dans la dernière partie de ce mémoire. Dès le commencent donc, nous accepterons, pour nous y tenir jusqu'au bout, les dénominations le plus habituellement employées par les auteurs qui ont le mieux étudié ce sujet, et qui tendent à prévaloir définitivement aujourd'hui. Nous n'y attacherons d'ailleurs pour le moment aucune autre signification que celle d'une simple dénomination, c'est-à-dire abstraction faite de toute idée d'homologie. Plus tard, lorsque nous aurons étudié chacune des parties constituantes du cerveau, nous essayerons d'établir la signification homologique de ces parties comparées avec celles du cerveau des vertébrés supérieurs.

A. Conformation extérieure du cerveau.

La boîte crânienne des Plagiostomes, très-dure et presque ossifiée chez l'Ange, très-épaisse, mais très-tendre, chez la plupart des Squales (*Scymnus*), etc., en partie membraneuse chez la Pastenague, n'est jamais, si ce n'est dans le jeune âge, entièrement remplie par le cerveau. L'espace que laisse libre celui-ci est rempli par un liquide albumineux plus ou moins fluide paraissant libre ou enfermé dans les mailles d'un tissu cellulaire qui, chez le Scymnus, par exemple, forme des fibres s'entre-croisant dans toutes les directions. L'encéphale, que contient cette cavité, diffère très-notablement dans sa forme générale de celui des poissons osseux. Chez les Raies, entre autres, nous voyons sur le plancher d'une grande chambre crânienne qui s'étend très-loin en avant du segment nerveux antérieur, une masse allongée offrant, à peu près sur le même plan horizontal, une série de renflements, les uns pairs, les autres impairs, recouverts d'une membrane très-vasculaire qui se trouve presque toujours naturellement injectée par le sang après la mort.

Le plus antérieur de ces renflements nerveux est impair, de forme à peu près quadrilatère, et ses faces arrondies présentent des émi-

---

son *Histoire naturelle des poissons*. En 1848, il a été publié sur ce sujet, en Allemagne, un important mémoire de Busch ; mais ce travail, publié comme thèse inaugurale, ne se trouve pas dans nos bibliothèques publiques et je n'ai pu le consulter.

nences disposées régulièrement de chaque côté d'un sillon médian très-peu profond. De ses deux angles antérieurs partent, en manière de longues cornes, deux cordons volumineux qui marchent dans les angles latéraux supérieurs de la cavité crânienne et se rendent en avant aux organes de l'odorat; ce sont les processus ou nerfs olfactifs. A leur extrémité antérieure, ces nerfs ne pénètrent pas immédiatement dans les capsules olfactives, mais présentent un renflement oblong et transversal duquel partent les fibres nerveuses olfactives. La portion du cerveau de laquelle ils naissent immédiatement est séparée par une dépression plus ou moins profonde de la portion centrale et constitue en quelque sorte comme un lobule soudé de chaque côté à celle-ci. Il en est de même, à quelques légères différences près, dans les genres *Trygon* et *Torpedo*, où ces derniers lobules sont toutefois moins accusés.

Chez les Squales, une masse antérieure impaire, mais quelquefois légèrement bilobée par un sillon médian qui présente en certains points des enfoncements assez profonds, émet de même par ses bords latéraux, soit au niveau de leur partie moyenne, soit au niveau de leur angle antérieur, un processus olfactif. Mais celui-ci, dans le type cérébral auquel appartiennent les genres *Scyllium, Carcharias, Galeus*, est beaucoup plus large et plus court que chez les Raiides et s'élargit encore considérablement à son extrémité antérieure avant de pénétrer dans la capsule olfactive, formant là ce que beaucoup d'auteurs regardent comme de véritables lobes olfactifs assez semblables à ceux des poissons osseux. Jamais cependant, comme chez ces derniers, on ne voit ces lobes olfactifs des Sélaciens par une forme arrondie bien déterminée, par une situation précisément au-devant du cerveau antérieur, par un rapprochement intime l'un de l'autre, constituer une subdivision de l'encéphale équivalente en apparence à celles qui suivent. Chez plusieurs Sélaciens on peut remarquer une division du renflement terminal du lobe olfactif et chez le Squale bleu, de même que chez le Squale renard, chaque division se partage de nouveau en deux moitiés qui ne sont en connexion que par le pédoncule. Dans le genre *Scymnus*, les processus olfactifs très-volumineux, très-longs et dont les fibres sont groupées en plusieurs faisceaux, naissent de l'angle antérieur de la première masse relativement peu développée.

Cette masse cérébrale antérieure, que nous appellerons *lobe antérieur*, *lobe cérébral* proprement dit, est creuse et contient un ventri-

cule simple ou double qui communique en avant avec la cavité dont
sont pareillement creusés les processus olfactifs. Chez les poissons
osseux ces lobes sont solides ; ils le sont aussi en grande partie chez
les Raies, car le ventricule dont on voit l'ouverture sur le bord postérieur de ce lobe, s'étend très-peu en avant. Chez les Squales, au
contraire, ce ventricule est bien développé et la coque de substance
nerveuse qui le recouvre peut être fort mince, comme chez l'Ange,
par exemple ; chez l'Emissole, chez le Requin, chez la Leiche, il est
subdivisé en deux par une cloison médiane. Son ouverture postérieure
donne passage à un prolongement de la pie-mère en général très-
vasculaire qui constitue un véritable plexus choroïde. C'est ce prolongement pie-mérien énormément développé chez l'Ange qui a été pris
par Serres pour la glande pinéale de ce poisson. Le lobe antérieur,
contrairement à ce qui a lieu chez les Téléostéens, surpasse toujours
en volume les lobes situés immédiatement en arrière et que nous
allons décrire maintenant.

La masse cérébrale située en arrière du lobe antérieur présente
l'aspect bien net de deux lobes ovalaires soudés l'un à l'autre par leur
face interne et laissant entre eux, sur la ligne médiane et en haut, un
profond sillon dont la direction est antéro-postérieure. Malgré cet
aspect bilobé supérieurement, il n'y a réellement là qu'une masse
unique qui, par suite, serait mieux nommée *lobe optique* que *lobes
optiques*, nom que lui donnent la plupart des auteurs. Sa base se
confond avec les pédoncules cérébraux qui sont intimement unis l'un
à l'autre sur la ligne médiane et il n'est pas possible de séparer l'étude
de ces pédoncules de celle du lobe optique, vu que leur continuité a
lieu sans démarcation tranchée : ce sont deux parties d'un même tout,
c'est-à-dire du cerveau moyen. Comme le lobe antérieur, ce lobe est
creux aussi, mais le ventricule qu'il renferme est en général peu développé, au point que Serres et Desmoulins ont pu dire qu'il n'exis-
tait pas chez la Torpille. Il y est, il est vrai, réduit à un étroit canal,
mais il existe. La forme de ce ventricule varie en divers points de son
étendue, comme peuvent le montrer des coupes transversales. Chez
la Raie, par exemple, on peut voir que sur une coupe faite vers la région moyenne du lobe optique, il offre exactement la figure d'un
cœur de carte à jouer. Ce ventricule canaliforme est le représentant
du grand ou plutôt du double ventricule des lobes optiques des poissons osseux. Mais on n'y trouve point, comme chez ces derniers, les
nombreuses éminences (corps cannelés de Cuvier, *tori semi-circu-*

lobes (de Haller, tubercule médian), qui ont tant embarrassé les anatomistes pour la détermination de ces lobes. Par suite de ce rétrécis-
sement et de cette simplicité du ventricule du lobe optique chez les
Plagiostomes, la substance nerveuse qui l'entoure n'est pas, comme
chez les Osseux, réduite à une grande minceur, de façon à figurer une
simple coque, une véritable voûte, mais elle atteint une épaisseur
assez considérable. Cette plus grande simplicité coïncide aussi avec un
plus faible volume relatif et les lobes optiques, qui sont la partie la
plus développée du cerveau des poissons à arêtes, sont toujours dé-
passés en volume chez les cartilagineux par la masse cérébrale antérieure et souvent aussi par celle qui suit.

Entre les lobes optiques et la masse cérébrale antérieure, se trouve
une partie plus ou moins développée qui les réunit l'un à l'autre
comme ferait un connectif, c'est-à-dire une commissure longitudinale, mais que sa brièveté rend souvent difficile à voir. Chez le
Scyllium, où elle est facile à observer à cause de sa longueur, cette
commissure a la forme d'une gouttière (les membranes cérébrales
étant enlevées) ouverte en haut ; les rebords de cette gouttière sont
plus ou moins épais. L'orifice antérieur du ventricule du lobe optique vient s'ouvrir dans la gouttière au-dessous de deux petits tubercules blancs adossés l'un à l'autre sur la ligne médiane, où ils paraissent former une commissure transversale. Ces deux petits tubercules
sont donnés par A. Duméril comme représentant la racine supérieure et principale du nerf optique du même côté. Nous aurons à les
examiner plus loin au point de vue histologique. Vers son extrémité
postérieure, le plancher de la gouttière présente l'orifice d'un canal
oblique en bas et en arrière qui a reçu le nom d'*Infundibulum*. L'ouverture supérieure de la gouttière est fermée par une sorte de voûte
membraneuse qui la transforme en canal couvert. Cette voûte est
formée par la pie-mère plus ou moins vasculaire en cet endroit et
dont on a dû prendre souvent quelque appendice pour la glande
pinéale, erreur dans laquelle est tombé Natalis Guillot, par exemple.

Cette gouttière que nous venons de décrire est tout entière, rebords et plancher, la continuation antérieure des pédoncules du cerveau qui forment, nous l'avons vu, le plancher du lobe optique et qui
viennent se perdre dans la masse cérébrale antérieure. L'espace qui
existe en haut entre les deux pédoncules, autrement dit la gouttière
elle-même, n'est autre chose que le ventricule moyen ou *troisième
ventricule* des animaux supérieurs ; on l'a aussi appelé *espace inter-*

pédonculaire, mais cette désignation est mauvaise, car elle s'applique déjà chez les mammifères à une partie qui n'est pas homologue de celle-ci. La voûte qui recouvre ce troisième ventricule n'est pas simplement membraneuse, c'est-à-dire formée par la pie-mère. Chez le *Scyllium canicula*, sur une coupe transversale passant immédiatement en avant du chiasma des nerfs optiques, on peut voir qu'au-dessous de la pie-mère une lame nerveuse très-évidente, quoique relativement mince, passe en forme de pont au-dessus de la gouttière dont elle réunit les deux bords. Cette lame nerveuse n'est qu'une bandelette assez étroite qui ne s'étend pas sur toute la longueur de la gouttière, mais seulement au niveau de sa partie moyenne (voir pl. XXII, fig. 22). Son existence, qu'aucun auteur n'a signalée, est toutefois assez importante à constater, parce qu'elle est le reste d'un état de développement qui ne se retrouve que chez l'embryon.

A la face inférieure de la gouttière et empiétant même sur la face inférieure du plancher du lobe optique, se trouvent deux lobes arrondis que nous désignerons simplement sous le nom de *lobes inférieurs*, dénomination qui ne préjuge rien sur la nature de ces parties qui sont particulières aux poissons. Ces lobes, chez les Sélaciens, sont réunis l'un à l'autre sur la ligne médiane ou n'offrent que des vestiges de séparation, comme chez le Griset et chez l'Ange de mer. Chez d'autres, par exemple chez la Roussette, ils sont presque complétement sphériques et ne se touchent que sur une faible étendue sur la ligne médiane. Ils sont toujours moins développés que chez les poissons osseux. Ils sont creusés d'une cavité plus ou moins grande qui communique, par l'intermédiaire de l'Infundibulum, avec le ventricule du lobe optique et le ventricule moyen. Ces lobes ont avec les nerfs optiques une connexion importante ; ils sont toujours, en effet, situés immédiatement en arrière de l'entre-croisement de ces nerfs.

Entre les lobes inférieurs on voit une partie souvent extrêmement développée chez les poissons plagiostomes et qui n'est autre chose que la *glande pituitaire* ou *hypophyse cérébrale*. Cet organe se compose de deux parties, une masse oblongue plus ou moins arrondie et un pédicule ou tige qui la rattache au cerveau. Chez le Griset, sa tige très-épaisse s'implante sur le tiers antérieur des lobes inférieurs. Chez le Squale bleu, la tige plus longue s'adosse immédiatement au chiasma ; chez l'Aiguillat son pédicule très-grêle s'implante dans la rainure des lobes inférieurs. Chez la plupart des raies l'hypophyse très-volumineuse et rejetée en arrière est très-écartée du nerf optique ; mais de sa partie antérieure part un prolongement linguiforme qui s'avance entre les lobes inférieurs jusqu'au chiasma.

De chaque côté du corps pituitaire on voit des organes rougeâtres abondamment pourvus de sang et qui sont très-différents par la nature spongieuse ou vasculo-membraneuse de leur tissu, du tissu nerveux. Ce sont les *sacs vasculaires*. Chez l'Ange les deux sacs vasculaires sont confondus en un seul qui forme une couronne presque complète autour de la glande pituitaire et au-dessous des lobes inférieurs qui seraient transformés eux-mêmes, dit Duméril, en une sorte de bourse vasculaire[1]. Chez l'Aiguillat les sacs vasculaires remontent sur les côtés du cervelet jusqu'au niveau de la face supérieure de l'encéphale.

Revenons maintenant à la face supérieure du cerveau ; nous voyons en arrière et, en partie au-dessus des lobes optiques, un lobe souvent extrêmement développé qu'on reconnaît tout de suite, autant à sa forme qu'à sa position, pour le *cervelet*, et qui a souvent été pris comme point de repère et centre de ralliement dans la description de l'encéphale des Sélaciens. On sait que les reptiles avec les batraciens sont parmi les vertébrés ceux chez lesquels le cervelet descend aux plus petites dimensions, car chez la plupart d'entre eux il ne forme qu'une petite lame triangulaire ou même qu'une simple bandelette linéaire placée en travers sur le haut du quatrième ventricule, disposition qu'on retrouve aussi chez la Lamproie. Les poissons osseux viennent après les reptiles sous le rapport du développement de cet organe, qui consiste presque toujours en un lobe triangulaire arrondi en forme de bonnet phrygien superposé sur le quatrième ventricule et plus ou moins étendu selon les familles. Chez la plupart un prolongement de ce lobe s'enfonce en avant dans l'intérieur des lobes optiques, mais chez tous le cervelet reste unique et impair et ne s'avance presque jamais au-dessus des lobes optiques.

Chez les poissons cartilagineux (abstraction faite des Cyclostomes et des Ganoïdes), qui forment en quelque sorte une série parallèle aux poissons osseux, ou mieux une véritable sous-classe, on voit au contraire le cervelet prendre un développement beaucoup plus considérable et atteindre chez quelques-uns la complication extérieure qu'il présente chez les oiseaux. Ce n'est plus alors, le plus souvent, un

[1] Mais c'est là une erreur, comme nous le montrera l'histologie de ces organes.

organe unique ou du moins simple, mais il peut être divisé en deux parties, l'une droite, l'autre gauche, divisées elles-mêmes en plusieurs lobules par des sillons transversaux comme chez les Raies, la Torpille, l'Aiguillat. Chez la Pastenague il est, en apparence, impair, sillonné de nombreuses fissures et sa forme se rapproche de celle qu'il a chez certains Squales. Il se compose de deux ou trois parties situées l'une en avant de l'autre et dont les plis viennent converger vers un même pédoncule comme les tours de certaines coquilles. Ce pédoncule se continue sans limites bien tranchées avec les bords latéraux de la moelle allongée. Chez l'Ange, le Griset, les Scymniens, la petite Roussette, le cervelet est globuleux et n'a qu'un volume médiocre. Chez les Requins, le Milandre il est encore impair ; mais, sillonné en travers, il rappelle complétement par sa forme le cervelet des oiseaux.

Le volume du cervelet des Sélaciens est toujours assez considérable, particulièrement chez les Raies, la Pastenague, les Requins, l'Aiguillat, le Milandre. Il est moins développé chez la Roussette, l'Ange, le Griset, la Leiche, chez lesquels il a, comme nous venons de le dire, une forme subglobuleuse avec une dépression antéro-postérieure en forme de fosse. Chez tous, cependant, il s'avance au-dessus des lobes optiques ; chez la Pastenague il les recouvre complétement et son extrémité antérieure vient toucher le lobe antérieur du cerveau. Mais ce prolongement antérieur du cervelet ne contracte aucune adhérence avec le lobe optique et il vient toujours se rattacher, comme nous l'avons dit, au pédoncule commun qui s'insère sur les côtés du bulbe en arrière du lobe optique. Le Hareng, le Maquereau, le Thon, le *Silurus glanis* sont à peu près les seuls poissons osseux chez lesquels le cervelet s'étende ainsi sur les lobes optiques.

Le cervelet, par l'indépendance de la plus grande partie de son étendue, peut être considéré, en quelque sorte, comme une partie surajoutée au reste de l'encéphale et dont l'union avec le bulbe se fait au moyen des pédoncules cérébelleux. Cette conception est aussi démontrée par l'embryologie. On sait, en effet, depuis Tiedemann et Serres, que le cervelet des vertébrés naît par deux lamelles qui se détachent des parties latérales de la troisième vésicule cérébrale, marchent à la rencontre l'une de l'autre et se soudent sur la ligne médiane. Chez un certain nombre de Plagiostomes cette soudure n'a pas lieu sur toute la hauteur et toute la longueur de l'organe, et c'est ce qui donne au cervelet des raies, par exemple, cet aspect profondément bilobé. Les pédoncules ou processus qui rattachent le cervelet

au reste du cerveau sont, chez les vertébrés supérieurs, au nombre de
trois de chaque côté : un antérieur, vers les tubercules jumeaux, *processus ad testes* ou *processus ad cerebrum* [1] *;* un moyen vers le bulbe
processus ad pontem ; un postérieur, vers la moelle, *processus ad me-
dullam.* Ces divers processus, quoique soudés l'un à l'autre, sont cependant très-distincts extérieurement. Chez les poissons cartilagineux
ils sont plus intimement fondus ensemble et ne se distinguent pas
extérieurement. Il paraît n'y avoir qu'un pédoncule latéral s'avançant
jusque sur la ligne médiane, en avant, de façon à se souder avec
celui du côté opposé. Cette partie antérieure représente le *processus
ad testes*, car elle se continue avec la voûte du lobe optique. Chez les
Sélaciens cette union se fait d'une manière très-simple et directement,
comme on peut le voir sur une coupe longitudinale, par un simple
reploiement du feuillet nerveux qui se continue du cervelet dans la
voûte optique. Chez les Osseux, au contraire, elle a lieu par une partie renflée et formée de deux feuillets repliés, qui vient faire saillie
dans la cavité du ventricule optique où elle a reçu divers noms et de
nombreuses interprétations plus ou moins erronées, mais dont l'embryologie et l'histologie précisent parfaitement la nature.

Le cervelet, avons-nous dit, se trouve réuni à la moelle allongée
par les côtés. Entre ces pédoncules latéraux et au-dessous du cervelet, il reste un espace libre plus ou moins étendu qui constitue la partie antérieure du quatrième ventricule. La région de la moelle allongée qui est en rapport direct avec le cervelet a reçu de Reissner
le nom de *portion commissurale*, tandis que la région située en avant
et qui, par conséquent, forme le plancher du lobe optique, a reçu
celui de *portion pédonculaire*. Ces dénominations, partageant le bulbe
en zones bien distinctes, au moins extérieurement, nous paraissent
commodes et nous les conserverons.

Au-dessous et en arrière du cervelet, et en continuité avec lui, est
une lamelle de substance nerveuse disposée, disent quelques auteurs,
en forme de commissure transversale au-dessus du quatrième ventricule. Cette *lame transverse* vient faire saillie en dehors du cervelet
sous forme d'un rebord circonvolutionné, comme chez les Raies, par

---

[1] Les *processus ad testes* sont cette partie du pédoncule cérébelleux supérieur qui
se rend dans la voûte du lobe optique et correspond, à proprement parler, au voile
médullaire antérieur. Le *processus ad cerebrum* est la partie de ce même pédoncule
supérieur ou mieux antérieur qui pénètre dans le plancher du lobe optique, c'est-à-dire
dans les pédoncules cérébraux.

exemple, ou d'une petite oreille, comme chez la Leiche, le Griset et l'Ange, et se continue avec les bords du quatrième ventricule, offrant eux-mêmes un développement très-prononcé et constituant ce qu'on a appelé le *lobe du trijumeau* dont nous reparlerons plus loin.

La disposition de cette lamelle est relativement compliquée, quoique facile à saisir sur des coupes longitudinales du cerveau, et la plupart des auteurs n'en ont donné qu'une description très-confuse. « Cette lame, dit Baudelot, est composée de deux feuillets appliqués l'un sur l'autre ; l'inférieur est formé par le reploiement en dessous du feuillet supérieur ; la continuation des deux feuillets a lieu au niveau de leur bord externe. Le feuillet inférieur se prolonge en arrière sur les bords du quatrième ventricule sous forme d'un petit cordon d'aspect triangulaire ; c'est au niveau de l'union de ce prolongement avec le feuillet inférieur que s'insère la branche la plus élevée du trijumeau. » En un mot, le cervelet, étant creusé d'un ventricule ouvert en bas dans le quatrième, doit être comparé à une bourse plus ou moins plissée, dont l'orifice dirigé en bas est adhérent de trois côtés : en avant avec la voûte optique, à droite et à gauche avec la moelle allongée. Le bord postérieur libre de cet orifice ne se termine pas brusquement, mais se replie horizontalement en arrière. C'est ce repli horizontal qui constitue la lame transversale et se continue en dehors avec le rebord circonvolutionné ou auriculiforme dont nous avons déjà parlé et qui a reçu les noms de *feuillets restiformes*, *feuillets cérébelleux du bulbe*, *feuillets latéraux du cervelet*, etc. Une coupe longitudinale fera voir que la voûte optique, le cervelet, la lame transverse du cervelet et les prolongements qu'elle envoie sur les bords du quatrième ventricule ne sont que la continuation du même feuillet nerveux replié plusieurs fois sur lui-même et primitivement double, c'est-à-dire composé de deux feuillets latéraux qui se sont soudés plus ou moins intimement sur la ligne médiane. Mais on n'aura une idée bien nette de ces détails que sur des combinaisons de coupes transversales et longitudinales étudiées au microscope, comme nous le verrons plus loin.

B. MOELLE ALLONGÉE.

La moelle allongée des poissons ne se présente pas, à l'exemple de celle des mammifères, comme une division bien nette de l'encéphale ayant ses limites précises et pouvant être facilement isolée des parties

voisines. Au lieu de la disposition en étages qui caractérise le cerveau
des mammifères et où le bulbe, premier renflement de la colonne
médullaire, véritable chapiteau qui va supporter la masse cérébrale, a
reçu un nom qui rappelle sa forme — bulbe, *medulla oblongata* —
nous avons chez les poissons une disposition horizontale d'une série
de renflements comparés par Cuvier avec raison, du moins pour les
Téléostéens, à un double chapelet. La partie antérieure du bulbe sert
à proprement parler de plancher à plusieurs de ces renflements, car
elle se confond avec les pédoncules cérébraux qui, par suite de leur
peu de développement, ne paraissent pas avoir d'existence distincte
comme chez les vertébrés supérieurs. C'est ainsi que sa face supérieure est unie, par continuité de substance, aux lobes optiques, au
cervelet, à la lame transverse du cervelet. Ses faces inférieure et latérales donnent naissance aux nerfs crâniens. Chez quelques espèces,
l'Ange, le Griset, la Leiche, la portion postérieure de la face supérieure
du bulbe est libre dans toute son étendue, qui est considérable et
n'est recouverte que par les membranes qui forment la voûte d'un
quatrième ventricule très-allongé. Chez la Raie, le cervelet recouvre
tout le quatrième ventricule.

Malgré l'absence de limites bien évidentes, comme celles que forment chez les mammifères la protubérance et l'entre-croisement des
pyramides, comme le bulbe est une unité physiologique bien déterminée, comme il se développe aux dépens de la division postérieure
de la troisième vésicule cérébrale qui forme l'arrière-cerveau, comme
toute son importance spéciale vient surtout des nerfs qui en partent,
il importe dans la description de donner des limites au bulbe et nous
les placerons, en avant, à la naissance du trijumeau ; en arrière, à
l'intervalle (collet du bulbe) entre le premier nerf spinal et la dernière
radicule du pneumogastrique. Toutefois, la partie située en avant de
la cinquième paire ne se distingue point extérieurement de la partie
située en arrière, mais, comme elle, correspond au niveau des lobes
optiques, aux pédoncules cérébraux des autres vertébrés ; au niveau
du cervelet, à leur région protubérantielle, nous distinguerons ces
deux parties du bulbe proprement dit et nous les désignerons, la première sous le nom de *portion pédonculaire*, la seconde sous celui de
portion commissurale, désignations qui en établissent la valeur homologique et les laissent jusqu'à un certain point rattachées au bulbe.

Chez les mammifères, la cinquième paire naît au niveau de la protubérance qui, sous l'apparence d'une commissure transversale, con-

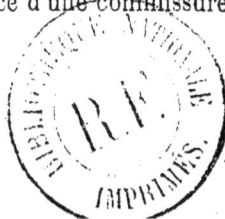

stitue un système de fibres arciformes externes, formé par les pédoncules cérébelleux moyens. La protubérance n'existe pas chez les
poissons, mais la cinquième paire naît chez eux aussi de la portion
du bulbe sur laquelle s'implante le cervelet, c'est-à-dire de la portion
commissurale. Cela est vrai pour les poissons osseux ; mais chez les
Sélaciens la portion commissurale se trouve, en fait, assez étroite et il
n'y a guère que la branche antérieure du trijumeau qui prenne son
origine dans le voisinage, quoique en arrière encore, de cette portion
commissurale, de sorte que dans ce groupe de poissons l'origine du
trijumeau serait en quelque sorte reculée. Il faut tenir compte ici
certainement des feuillets restiformes, dépendance ou mieux continuation du cervelet et qui le prolongent en réalité plus loin qu'il ne
paraît aller sur les côtés supérieurs du bulbe, feuillets restiformes au
niveau desquels naît tout le groupe trijumeau. Le bulbe proprement
dit comprend donc toute la partie située en arrière de ce groupe nerveux jusqu'à la dernière racine du pneumogastrique. Sa face supérieure forme le plancher du quatrième ventricule.

On sait que la moelle allongée présente chez les mammifères et chez
l'homme des sillons plus ou moins marqués qui sont la continuation
de sillons pareils de la moelle épinière ou qui sont propres au bulbe,
et des éminences connues sous les noms d'*olives*, etc. Les sillons circonscrivent des faisceaux longitudinaux en lesquels paraît pouvoir se
décomposer l'organe par une dissection attentive. Des sillons semblables se rencontrent aussi, quoique souvent très-peu prononcés, à
la surface du bulbe des Sélaciens et l'on a pu y reconnaître, comme
chez les vertébrés plus élevés, un certain nombre de faisceaux indépendamment des organes très-développés (feuillets latéraux du cervelet) qui bordent le quatrième ventricule et qui sont particuliers à
ces poissons.

Dans son ouvrage sur l'Anatomie comparée du cerveau des quatre
classes de vertébrés, Serres[1] avait reconnu un certain nombre de faisceaux dans la moelle allongée des poissons cartilagineux. En 1853,
MM. Philippeaux et Vulpian[2], étudiant plus particulièrement les
Chondroptérygiens, ont décrit le bulbe de ces animaux comme composé de six faisceaux de chaque côté. Mais ce nombre, en apparence
double de celui qu'on trouve chez les vertébrés supérieurs, n'est

[1] SERRES, t. II, chap. IV.
[2] In *Comptes rendus Acad. sciences*, 1853.

obtenu que par le dédoublement de plusieurs de ces faisceaux en
faisceaux secondaires. Le bulbe est formé de deux moitiés symétriques
comme tout le système nerveux central. Dans chaque moitié on
trouve, d'après ces auteurs : « 1° une pyramide antérieure ; 2° en
dehors d'elle, et séparé par un très-léger sillon dans lequel se trouve
l'origine apparente de la sixième paire, un faisceau antérieur (nommé
par Serres *cordon olivaire*) ; 3° un faisceau latéral ; 4° un faisceau
postérieur (*cordon restiforme* de Serres) ; 5° un faisceau grêle postérieur ou pyramide postérieure. Un sixième faisceau, décrit pour la
première fois par MM. Philippeaux et Vulpian, est celui qu'ils nom-
ment *faisceau central* ou *intermédiaire*. » Il constitue les faisceaux
ventriculaires *médian* et *latéral* d'autres auteurs ; il a été pris aussi
le plus souvent pour la face profonde des pyramides antérieures qui
forment alors le plancher du quatrième ventricule, de sorte que ces
pyramides antérieures occuperaient toute l'épaisseur du bulbe. Des
sillons très-peu marqués séparent ces différents faisceaux les uns des
autres ; seul le sillon latéral, c'est-à-dire entre le faisceau latéral et
postérieur, a une certaine profondeur. De ces faisceaux les uns se
continuent directement avec ceux de la moelle, d'autres, tels que les
pyramides antérieures et les faisceaux intermédiaires, sont produits
par la réunion de tous les cordons de la moelle (Philipp. et Vulp.).
On voit que cette description des divers faisceaux constitutifs du
bulbe des Chondroptérygiens est en tout semblable à celle que les
anatomistes donnent du bulbe des mammifères et de l'homme. Mais
l'étude microscopique du bulbe sur des coupes préparées modifie beaucoup ces résultats.

C'est là, avec la description des origines apparentes des nerfs crâniens que nous allons bientôt faire, tout ce qu'on peut dire de général
sur la moelle allongée des Sélaciens. Mais cet exposé, à cause de sa
généralité même, ne fait pas ressortir les particularités si caractéris-
tiques de ce bulbe et surtout de sa partie postérieure ou ventriculaire.
Dans ce but, il est bon de décrire cet organe dans quelque espèce de
ce groupe qui nous servira ainsi de type. Chez un Squale qu'on pêche
quelquefois à Arcachon, où nous l'avons observé et qu'on y appelle
la *Chenille* (c'est la Leiche, *Scymnus spinosus*), le bulbe est un renflement conique fort-allongé, transversalement aplati, commençant en
arrière à la dernière radicule du pneumogastrique, s'étendant en
avant jusqu'au niveau des origines du trijumeau. Sa face supérieure
n'est recouverte que dans une très-faible étendue par le cervelet;

aussi le quatrième ventricule est-il ouvert sur une longueur considérable, après qu'on a enlevé la membrane fibro-vasculaire qui le
revêt. Quatre cordons bien apparents forment le côté et le plancher
de chacune des moitiés de ce ventricule.

Le plus externe, lobe marginal ou du trijumeau, commençant par
une extrémité très-mince, non pas à la pointe du quatrième ventricule, mais au niveau du deuxième ou troisième tubercule du faisceau
sous-jacent dont il paraît naître, s'épaissit peu à peu et se continue
avec le feuillet latéral du cervelet ici en forme d'oreille. Il donne
naissance à la branche supérieure du trijumeau. En dedans de ce
premier cordon en forme de pyramide couchée, est un cordon rond
et gros depuis son commencement, et qui se continue distinctement
avec le faisceau postérieur de la moelle. Il présente cinq petits tubercules, ressemblant aux grains d'un collier, que la plupart des auteurs
regardent comme les lobes du nerf vague. D'après Baudelot il n'y
aurait point là de tubercules, mais de simples dépressions transversales du cordon nerveux produites par le passage des artères qui descendent des bords vers le fond du ventricule. En avant du premier
tubercule, le cordon s'amincit un peu et se perd en plongeant en
dehors et en bas à peu près au niveau du point d'union du lobe du
trijumeau et du feuillet restiforme. Il paraît se réunir au cordon
externe et entrer dans la composition du lobe du trijumeau. En
dedans de ce cordon moniliforme en est un troisième, moins distinct
que les autres, qui va directement en avant et est séparé du précédent par un sillon bien marqué. Un autre sillon le sépare aussi en
dedans du cordon suivant, mais ce sillon est en partie comblé vers le
milieu de sa longueur. Enfin le cordon le plus interne (face profonde
de la pyramide antérieure pour Gegenbaur, *fasciculus teres* pour
Miklucho-Maclay) est séparé par un profond sillon, *sulcus centralis*,
du cordon correspondant de l'autre moitié du bulbe; il marche
exactement en ligne droite. La synonymie et la détermination de la
valeur homologique de ces différents cordons sont déjà fort embrouillées, mais l'étude du bulbe par la méthode des coupes qui n'a
point été faite jusqu'ici, permet seule d'arriver sur ce sujet à des
résultats positifs. Nous aurons à revenir sur ce point à propos de la
structure du bulbe et du cervelet et nous montrerons que le lobe
marginal en particulier n'est pas un cordon du bulbe, mais qu'il
représente la portion la plus reculée du bord postérieur latéral du
cervelet devenu très-oblique ou même horizontal.

A part les nerfs olfactifs et optiques, tous les autres naissent des faces latérales et inférieure du bulbe (en y comprenant la portion pédonculaire). Leur origine apparente se fait de la façon suivante :

Les nerfs de la troisième paire ou moteurs oculaires communs naissent de la face inférieure du bulbe (portion pédonculaire) à 2 ou 3 millimètres derrière le point d'implantation des lobes inférieurs sur la portion pédonculaire. Ils sont cachés à leur origine par la portion postérieure de ces lobes et par la glande pituitaire, qu'il faut soulever pour voir leur émergence.

Les nerfs pathétiques ou de la quatrième paire, dont les connexions ont une importance capitale pour la détermination des homologies des parties voisines, naissent entre les lobes optiques et le cervelet du repli nerveux qui réunit ces deux parties.

La cinquième paire se compose de plusieurs faisceaux volumineux qui contiennent les éléments du trijumeau et du facial et avec lesquels l'auditif est aussi en rapport. Il existe donc là un groupe nerveux très-compliqué dont on ne peut déterminer les divers éléments que par une analyse attentive.

Le trijumeau proprement dit comprend trois racines. La plus antérieure T. a., plus ou moins distincte des autres, naît de la partie inférieure de la face latérale du bulbe par deux petites radicules bientôt réunies en une seule racine. La deuxième racine T. b. a une radicule supérieure bien nette qui naît obliquement du lobe du trijumeau et s'unit bientôt à la radicule inférieure qui naît sur le côté du bulbe en compagnie de la troisième racine T. c. La racine T. b. s'unit ensuite à la racine T. a. La troisième racine T. c. est intimement unie à la racine inférieure de la deuxième racine et les fibres paraissent passer de l'une dans l'autre. C'est dans cette troisième racine que sont les fibres qui appartiennent au facial. Ces nombreuses racines et radicules forment en résumé deux troncs moyens qui se différencient surtout dans leurs branches en trijumeau et en facial.

L'auditif naît par une grosse racine un peu aplatie placée audessous de la racine T. c. du trijumeau-facial. Il se divise en trois branches principales pour le vestibule et pour chacun des canaux semi-circulaires verticaux.

La sixième paire, moteur oculaire externe, naît à la face inférieure du bulbe en arrière du groupe des cinquième, septième et huitième paires, près du sillon de séparation entre ce qu'on a appelé « les pyramides et les faisceaux-antérieurs », par trois minces radicules.

Le glosso-pharygien — neuvième paire — naît par une seule racine bien distincte au-dessous de la racine antérieure du pneumo-gastrique.

Le pneumo-gastrique — dixième paire — naît par une série de racines qui s'étend jusqu'à l'extrémité la plus reculée du quatrième ventricule. Ces racines, qui diminuent de grosseur d'avant en arrière, paraissent en relation avec les tubercules intraventriculaires du *lobus vagi*. Leur nombre n'est pas constant ; on en peut voir de cinq à huit ou même plus, qui finissent par se réunir en un seul tronc nerveux.

Au niveau des radicules postérieures du pneumo-gastrique on voit, à la face inférieure du bulbe, quatre minces filaments nerveux assez espacés l'un de l'autre, qu'on a considérés comme représentant une racine antérieure du pneumo-gastrique qui serait alors exactement construit sur le type d'un nerf spinal. Ces radicules se rencontrent aussi au nombre de trois chez *Hexanchus*, deux chez *Squatina*, une chez *Carcharias* et *Spinax* (Stannius). Ces racines sont aussi considérées comme représentant l'hypoglosse par Gegenbaur.

Toutes les particularités que nous venons de décrire se rencontrent presque sans changement sur le bulbe de l'Ange et du Griset. Chez les autres Squales la principale différence est relative aux dimensions du quatrième ventricule, qui est beaucoup moins allongé et que le cervelet recouvre plus ou moins complétement. Le lobe marginal ou du trijumeau paraît aussi plus développé parce qu'il est plus ramassé sur lui-même.

Chez les Raies (moins la Torpille), le bulbe ressemble complétement, au fond, à celui des Squales. Les bords du quatrième ventricule, qui est tout entier recouvert par le cervelet, sont très-saillants, et se continuent en avant avec des feuillets restiformes circonvolutionnés. L'origine apparente des nerfs ne présente aussi que quelques différences de détail. Pour le groupe du trijumeau par exemple, la racine antérieure est bien isolée chez la Raie bouclée. Serres la considérait, à tort comme constituant à elle seule tout le trijumeau. La racine postérieure contient la deuxième et la troisième racines que nous avons décrites chez le *Scymnus*. Elle se décompose en trois radicules : une supérieure, naissant du lobe du trijumeau ; une moyenne, émergeant du cordon restiforme ou faisceau postérieur très-renflé chez la Raie, et enfin une racine inférieure, naissant, au-dessous de la précédente, de la face latérale du bulbe. C'est dans cette dernière que doivent se trouver les éléments du facial. Le nerf auditif forme la racine la plus reculée de ce groupe.

Le groupe du pneumo-gastrique, en raison de la brièveté du quatrième ventricule, est ramassé sur lui-même ; il est aussi en relation avec trois ou quatre petits tubercules situés sur les côtés intérieurs du ventricule et la plupart du temps peu développés. Ces tubercules internes du *lobus vagi* ne sont donc pas propres aux Squales, comme l'ont dit les auteurs. — On peut voir aussi à la face inférieure au niveau des dernières radicules du pneumo-gastrique, un petit nerf naissant par deux petits filets nerveux très-grêles qui se réunissent bientôt en un seul tronc. C'est le nerf hypoglosse ou la racine antérieure (inférieure) du pneumo-gastrique. Ce nerf qui ne paraît pas absolument constant, que je n'ai trouvé quelquefois que d'un seul côté, présente ceci de remarquable que, né à la face *inférieure* du bulbe (sur la limite du bulbe et de la moelle), il va sortir par un trou de conjugaison *supérieur*. Ce trou de conjugaison est le premier de la série supérieure des trous ou canaux nerveux spinaux. Il est séparé du suivant par un assez long intervalle libre au niveau duquel sont les deux premiers trous de la série inférieure. De sorte que les deux premières racines spinales inférieures n'ont pas de racine supérieure correspondante.

C. MOELLE ÉPINIÈRE.

La moelle épinière, qui se continue directement avec la moelle allongée, forme chez les Squales un cordon cylindrique un peu aplati de haut en bas et qui se prolonge, en diminuant peu à peu de volume, jusqu'à l'extrémité postérieure de la cavité rachidienne. Elle ressemble, en un mot, par sa forme extérieure à celle des poissons osseux. La moelle des Raies, au contraire, présente certaines particularités : sa forme est celle d'un prisme quadrangulaire et tandis que la coupe offre chez les Squales une figure elliptique, chez les Raies cette figure est à peu près carrée ou trapézoïde, car, le plus souvent, la face inférieure de la moelle est plus large que la supérieure. Les racines des nerfs sont situées aux angles de ce prisme. Les racines supérieures et inférieures sont à peu près de force égale ; assez souvent cependant les racines inférieures, qui correspondent aux racines antérieures de la moelle de l'homme, sont un peu plus volumineuses que les supérieures. Elles naissent par deux ou trois petites

radicules dont la coalescence forme bientôt un tronc aplati qui va
en s'arrondissant. Après leur arrachement, il ne reste sur la moelle
aucune saillie, mais au contraire de petits pertuis correspondant aux
radicules qui se sont brisées dans la profondeur. Les racines supérieures arrondies naissent de la moelle par un seul tronc et présentent immédiatement après leur sortie du canal rachidien un gan-
glion assez volumineux étudié il y a bien longtemps par M. Robin [1],
qui n'y trouva que des cellules bipolaires. Ce n'est qu'un peu plus
loin que les racines inférieures et supérieures se réunissent pour
former les nerfs mixtes. Cette disposition anatomique, dans laquelle
les racines motrices et sensibles marchent ainsi isolément pendant un
assez long espace et sortent du canal rachidien, chacune par un trou
distinct, est favorable aux expériences physiologiques, comme l'a signalé et expérimenté M. A. Moreau, en permettant de sectionner
séparément, à volonté, l'un ou l'autre des deux ordres de racines.
Après l'arrachement des racines supérieures, il ne reste plus, comme
plus haut, une série de pertuis, mais au contraire une série de petits
tubercules, ce qui tient à ce que la rupture des fibres nerveuses a lieu
en dehors de la moelle.

Dans la partie postérieure de la moelle, les racines antérieure et
postérieure de chaque paire ne naissent pas sur le même niveau vertical comme chez les autres vertébrés, mais il naît alternativement
une racine postérieure, une antérieure, etc. Ce fait est dû à ce que
les nerfs sont moitié moins nombreux à la queue qu'au tronc; en un
mot, au niveau de chaque paire antérieure ou postérieure, il manque
la paire correspondante postérieure ou antérieure.

Chacune des faces supérieure et inférieure présente un sillon longitudinal peu profond, et ne pénétrant point jusqu'au centre de la
moelle, sillon au fond duquel sont des vaisseaux. De chaque côté un
sillon latéral peu profond sépare chaque moitié de la moelle en deux
cordons, l'un postérieur, l'autre antérieur ou mieux antéro-latéral,
car il est plus volumineux que le premier et occupe la plus grande
partie de la face latérale. Ces sillons se continuent au niveau du
bulbe; le supérieur cependant cesse, à proprement parler, au niveau
de la pointe du quatrième ventricule, qui présente une petite palmure
analogue à ce qu'on a décrit chez l'homme sous le nom de verrou
(*obex*).

---

[1] ROBIN, Journal *l'Institut*, 1847, t. **XV**, p. 85.

II

ÉTUDE HISTOLOGIQUE DES ÉLÉMENTS COMMUNS.

Le système nerveux des poissons, envisagé sous le rapport de ses éléments constituants, et abstraction faite de leur mode de groupement, ne saurait différer d'une manière fondamentale, du moins dans les divisions supérieures de cette classe, de ce que l'on observe chez les autres vertébrés. On conçoit, par exemple, que chez des animaux pourvus de muscles très-développés, dont la structure est analogue à celle des muscles des vertébrés plus élevés, les cellules nerveuses destinées à préparer l'influx nerveux qui mettra ces muscles en mouvement et les conducteurs destinés à le transmettre ne puissent différer beaucoup de ce qu'ils sont chez les autres vertébrés. De même pour les éléments nerveux affectés à la sensibilité, du moins en ce qui concerne les formes de sensibilité analogues à celles qui existent chez les autres êtres du même embranchement, car on ne saurait prononcer par induction pour la sensibilité particulière aux poissons, qui s'exerce par les organes de la ligne latérale et dont quelques auteurs ont fait un *sixième* sens.

Ces remarques ne s'appliquent point aux divisions inférieures de ce groupe, telles que les Leptocardes, les Myxinoïdes, les Cyclostomes, où la différenciation est poussée moins loin, et chez lesquels on retrouve dans les éléments nerveux définitifs les caractères qu'ils ont chez les autres vertébrés dans les premières périodes de l'existence. Ces caractères embryonnaires du système nerveux des Leptocardes, des Cyclostomes, sont aussi, on le sait, le propre des éléments nerveux des invertébrés. De cette façon les éléments constituants du système nerveux des vertébrés paraissent se rattacher doublement à ceux des invertébrés : 1° par la persistance chez certains vertébrés inférieurs, Amphioxus, Myxine, Petromyzon, des caractères du système nerveux des invertébrés; 2° par l'existence chez les autres vertébrés de ces mêmes caractères durant la période embryonnaire seulement pour le système nerveux ordinaire, durant toute la vie pour le système nerveux sympathique. C'est ainsi que chez les Leptocardes les fibres nerveuses ne se distinguent pas de la plupart de celles des invertébrés; elles sont fines, pâles, présentant çà et là une apparence de noyau. Chez les Cyclostomes, le système nerveux périphérique ne consiste également qu'en fibres pâles formées d'une enveloppe délicate, renfermant dans son intérieur un contenu homogène ou légèrement strié. C'est aussi la conclusion à laquelle est arrivé M. le professeur Rouget[1] pour le système nerveux embryonnaire des batraciens. « Les fibres nerveuses *primitives* et *transitoires* des vertébrés, dit-il, reproduisent à peu près le type des fibres nerveuses permanentes des articulés. » Après la forme primitive ou transitoire, les fibres nerveuses des vertébrés présentent un cordon central, cylindre d'axe, autour duquel une gaîne enveloppée elle-même par le névrilème forme une couche isolante de substance graisseuse. — Nous n'allongerons pas davantage cette digression, car nous ne nous proposons d'étudier ici que les éléments nerveux définitifs des Plagiostomes, et non leur développement embryonnaire.

Revenant donc aux lignes qui commencent ce chapitre, nous dirons que les différences qui doivent se trouver dans les éléments étudiés isolément porteront sans doute moins sur la nature intime que sur la forme, les proportions, le rapport numérique des éléments entre eux. C'est en effet ce qui a lieu, comme nous allons le voir.

Ramenés à leurs éléments constitutifs, les centres nerveux des Plagiostomes nous offrent à considérer :

1° Des cellules nerveuses ;

2° Des fibres nerveuses ;

3° Une substance de soutien (névroglie) et des vaisseaux ;

4° Un revêtement épithélial en certains points.

1° Les *cellules nerveuses* centrales (pl. XIX, fig. 1 et 2) sont des corpuscules de forme et de dimension variables, pourvus d'un noyau vésiculaire arrondi, contenant lui-même, la plupart du temps, un nucléole. Autrefois, sous l'influence des doctrines de Schwann, toutes les cellules nerveuses étaient regardées comme pourvues d'une enveloppe propre, et pour les cellules des ganglions spinaux, d'une deuxième enveloppe de nature conjonctive. Mais il est impossible de démontrer sur les cellules centrales l'existence d'une enveloppe propre correspondant à une membrane de cellule.

Il en est de même pour les cellules bipolaires des ganglions spinaux des poissons, signalées et étudiées pour la première fois en 1847, par M. Robin, chez la Raie et autres Plagiostomes, et qui paraissent ce-

---

[1] Rouget, *Développement des nerfs périphériques chez les larves de batraciens anoures et de salamandre* (*Comptes rend. Ac. sc.*, 1874, p. 306 et 448. Voir aussi *Archives de physiologie*, 1875.

pendant posséder une membrane de cellule en dedans de l'enveloppe externe à noyaux. Mais cette membrane, intimement unie à la gaîne à noyaux, n'en est pas séparable, et quoiqu'elles paraissent à première vue formées d'une substance homogène avec des noyaux, il est permis de penser, comme l'a démontré Kœlliker sur les ganglions des mammifères, qu'elles sont composées de petites cellules allongées, soudées par leurs bords, analogues aux cellules épithéliales des capillaires, et qu'Eberth serait même parvenu à *nitrater*.

Les cellules ou corpuscules nerveux sont donc de petites masses de protoplasma sans membrane. Ce protoplasma paraît le plus souvent finement granulé, quelquefois cependant, sur les cellules de la zone limitante du cervelet par exemple, presque complétement homogène ; mais sur les cellules fraîches des cornes antérieures de la moelle, sur celles du lobe électrique de la Torpille, on peut, par des réactifs appropriés, sérum iodé, acide osmique, constater une striation très-nette, sur laquelle nous reviendrons bientôt. Un des principaux caractères des cellules nerveuses est de donner naissance à des prolongements qui, suivant leur nombre, ont fait attribuer aux cellules les noms de bipolaire, multipolaire, etc. Mais des cellules apolaires se rencontrent assez souvent, particulièrement dans les lobes optiques, les lobes inférieurs, etc. ; elles représentent soit des cellules mutilées par la coupe, soit des phases de développement des autres cellules. Pour les cellules à plusieurs prolongements, le nombre de ces derniers détermine assez généralement la forme de la cellule. C'est ainsi que des cellules bipolaires seront en général ovales, fusiformes, etc. ; les cellules tripolaires, triangulaires, etc. ; les multipolaires, étoilées ; mais ces apparences n'ont rien de régulier ni de constant.

Ces cellules sont plongées dans la substance de soutien ou névroglie dont nous parlerons plus loin. Dans les recherches sur des cerveaux frais, on voit que les cellules sont intimement contiguës à l'atmosphère névroglique ambiante. Après le durcissement à l'acide chromique, on voit assez souvent ces mêmes cellules entourées par un grand espace clair et vide qui peut donner lieu à des méprises. C'est cet espace libre péricellulaire, dû certainement à la rétraction en sens inverse des éléments nerveux et conjonctifs, sous l'influence des réactifs durcissants, que les Allemands ont désigné sous le nom de « Hof », littéralement « la cour » de la cellule.

Il y a, en outre, dans le système nerveux central, et plus particu-

lièrement dans le cerveau, une autre forme d'éléments cellulaires assez
différents de ceux que nous venons de signaler. Leur forme est généralement arrondie, avec un contour obscur; ils contiennent très-peu
de protoplasma et un gros noyau, et laissent voir, après qu'on les a
soumis à l'action de certains réactifs, du chlorure d'or en particulier,
des prolongements extrêmement délicats dont la destination ultime
n'est pas connue d'une façon certaine. Ces éléments sont habituellement confluents en couches plus ou moins épaisses, en masses volumineuses comme dans le cervelet, dont ils forment comme le noyau
central (voir pl. XXI, fig. 14 et 15 c.). On y reconnaît tout de suite les
éléments désignés sous le nom de granulations, de noyaux libres, de
myélocytes. Dans le cervelet des différents Plagiostomes que nous avons
examinés, ces myélocytes présentent la plus grande ressemblance
avec ceux du cervelet des animaux supérieurs. On sait que sur la
nature intime de ces petits éléments, les auteurs ont beaucoup dif-
féré d'avis. Pour les uns, ils constitueraient une dépendance de la
substance fondamentale, c'est-à-dire de la névroglie, dont ils représenteraient l'élément cellulaire ; pour les autres, ce seraient de petites cellules nerveuses. Cette dernière opinion semble la plus plau-
sible, car dans l'opinion contraire, il faudrait regarder certaines
parties du cerveau comme exclusivement ou presque exclusivement
composées de névroglie, ce qui n'est guère admissible. On peut cependant prendre en considération l'opinion mixte émise, il y a déjà
quelques années, par M. F.-E. Schulze[1] : à savoir, que les « granulations » n'ont pas toutes une égale valeur, et que les plus petites
d'entre elles, dispersées dans toute la substance conjonctive, sont
véritablement une dépendance de cette dernière.

Il nous faut revenir maintenant aux cellules nerveuses multipolaires et à leurs prolongements, dont nous n'avons qu'effleuré l'histoire. Ces cellules n'ont-elles pas une structure plus compliquée que
celle que nous avons indiquée ? Leurs prolongements sont-ils tous
semblables entre eux, comme Owsjanikow[2] les a figurés dans ses premières recherches sur la moelle des poissons ? Les centres nerveux
des Plagiostomes sont très-favorables pour l'étude de ces deux questions. Si l'on dissocie à l'état frais un petit fragment de moelle, ou
mieux encore de lobe électrique de la Torpille, après une courte ma-

[1] *Ueber den fein Bau der Rinde des kleinen Hirns.* Rostock, 1863.
[2] *Disquisitiones microscopicæ*, etc. Dorpati, 1852.

cération dans l'acide chromique à un cinq-millième, ou dans le sérum iodé, on arrive à isoler de très-grandes cellules pourvues de très-nombreux prolongements qui, à une distance plus ou moins grande de la cellule, se ramifient en filaments de plus en plus déliés. Parmi tous ces prolongements on arrive, si la cellule est bien intacte, à en découvrir un qui, aussi loin qu'on peut le suivre, ne présente pas de ramifications, c'est le *prolongement indivis*, ou de Deiters, du nom de celui qui a le premier insisté sur l'importance différente des *prolongements ramifiés* et des *prolongements indivis*. Mais déjà antérieurement, R. Wagner (*Gœtt. Nachr.*, 1851) avait trouvé que, dans le lobe électrique de la Torpille, les cellules fournissent un prolongement, rarement deux, non ramifié, qui devient une fibre à contours foncés, c'est-à-dire que le prolongement de la cellule pénètre dans un tube nerveux dont il devient le cylindre d'axe. C'est en effet ce qui a lieu pour le prolongement indivis que Deiters a aussi appelé « prolongement cylindre d'axe ».

Ces prolongements et la cellule elle-même, quand on les étudie à l'état frais dans le sérum iodé, ou après l'action de l'acide osmique, et qu'on les examine à d'assez forts grossissements, présentent une striation très-délicate, comme s'ils étaient composés de fibrilles. Cette structure fibrillaire avait déjà été signalée en 1853 par Remak (*Compt. rend. de l'Acad. de Berlin*) sur les cellules nerveuses des Raies laissées pendant vingt-quatre heures dans la solution chromique, et il avait observé le même fait sur les cellules de la moelle des mammifères. De nombreux histologistes ont répété ces observations, mais M. Schulze [1] nous paraît avoir le mieux décrit cette disposition sur laquelle il fonde une nouvelle interprétation du rôle de la cellule. Il a particulièrement étudié, à ce point de vue, les énormes cellules (on les voit presque à l'œil nu) du lobe électrique de la Torpille, où cette structure fibrillaire est en effet facile à constater. Sur ces cellules enlevées sur l'animal encore vivant on voit, dans la substance propre et dans les prolongements, une structure fibrillaire extrêmement délicate. Il faut choisir pour cette étude de jeunes torpilles, parce que leurs cellules sont moins pigmentées et moins granuleuses. Le noyau de ces cellules, limité par un contour très-net, est entouré par des fibrilles concentriques avec lesquelles il ne paraît pas être en connexion directe. Sa

[1] In *Stricker's Handbuch*, p. 108. *Allgemeines über die Structurelemente des Nervensystems*, et *Observat. de struct. cellul. fibr. que nervearum*, Bonner Universitats Programm., 1868.

substance est homogène, et il est pourvu d'un gros nucléole très-réfringent.

A part les fibrilles concentriques que nous venons de signaler, toutes les autres ont dans le corps de la cellule une direction générale qui les fait aboutir à un des prolongements. On peut même voir des groupes de fibrilles passer directement d'un prolongement dans un autre en traversant la cellule. Ces fibrilles ne prendraient donc pas naissance dans la cellule, mais, entrées par un prolongement, sortant par un autre, elles ne feraient qu'y subir une sorte d'arrangement particulier. Le prolongement cylindre d'axe ne diffère pas des autres au point de vue de sa structure fibrillaire, et si la cellule paraît en être la source et l'origine, ce n'est qu'en apparence. Les fibrilles qui le composent, et qui viennent des différents prolongements ramifiés, ne font en effet que se réunir dans le corps de la cellule en un groupe qui constituera le cylindre d'axe. Dans ce cas, où est l'origine réelle des fibrilles ? Où est leur terminaison pour celles qui ne pénètrent pas dans le prolongement cylindre d'axe ? Nous allons résumer à cet égard l'ingénieuse hypothèse de M. Schulze[1], qui a été adoptée aussi, en partie du moins, par M. Pouchet[2]. On peut supposer, dit M. Schulze, que les fibrilles qui paraissent exister déjà toutes formées dans les grosses cellules du cerveau et de la moelle ont peut-être leur origine dans ces très-minces prolongements dont sont pourvus les myélocytes, et par suite, dans les myélocytes eux-mêmes. Les grosses cellules paraissent donc plutôt comme le point de jonction et d'intersection de fibrilles déjà formées, et provenant des myélocytes, que comme le point d'origine de fibrilles qui n'existaient pas avant. La cellule représenterait donc, dit M. Pouchet, en quelque sorte un organe, tandis que le myélocyte serait comme l'unité nerveuse irréductible ou l'élément nerveux fondamental. Mais il n'est pas sûr qu'un certain nombre de fibrilles ne puissent prendre leur origine dans la substance cellulaire, et, en outre, la présence d'un grand nombre de granulations protoplasmiques dans le corps de la cellule montre bien que celle-ci doit conserver encore une assez grande partie de son activité propre que l'hypothèse de M. Schulze, si elle était poussée jusqu'à ses dernières limites, supprimerait presque complétement.

Quant à l'origine des prolongements aux dépens du noyau et du

---

[1] M. SCHULZE, *loc. cit.*
[2] *Précis d'histologie*, 2e édition (sous presse).

nucléole, décrite depuis longtemps par Harless[1], sur les cellules du cerveau de la Torpille, M. Schulze dit n'avoir jamais pu la mettre en évidence. Nous ne l'avons jamais observée non plus ; il en est de même des anastomoses directes entre cellules que R. Wagner prétendait être distinctement visibles. Comme la physiologie démontre d'une façon irrécusable que les anastomoses entre cellules doivent exister, on ne peut guère les placer ailleurs que dans le réseau formé par l'entrelacement des fibrilles des prolongements ramifiés.

2° Les *fibres nerveuses*, qui constituent essentiellement le système nerveux périphérique, existent aussi dans la substance blanche des centres nerveux qu'elles forment presque exclusivement, et dans la substance grise où elles sont mélangées aux cellules. Dans la substance blanche, notamment dans celle de la moelle, les fibres nerveuses ne diffèrent pas, chez les Plagiostomes, au point de vue de leur structure, de ce qu'elles sont chez les animaux supérieurs. Il est difficile de se rendre compte de cette structure à l'état frais, même sur des dissociations bien faites, soit à cause de l'extrême transparence des fibres, soit à cause de l'aspect granuleux qui succède bientôt à cette dernière. Sur des pièces durcies et colorées, on voit facilement, au contraire, par une combinaison de coupes longitudinales et transversales, les diverses particularités de cette structure. Le durcissement toutefois, d'après certains auteurs, ne serait pas sans altérer profondément la nature des divers éléments de la fibre nerveuse. C'est ainsi que récemment E. Fleischl[2] a de nouveau prétendu, d'après des observations faites sur la moelle des poissons, que, pendant la vie, le cylindre d'axe est liquide, et que les divers réactifs le coagulent suivant des formes différentes. La colonne liquide qui représente le cylindre axe occuperait plus de la moitié du volume du tube nerveux.

La fibre nerveuse type consiste, on le sait, dans la réunion de trois éléments : 1° un filament central très-fin entouré de, 2° une couche d'une substance transparente très-réfringente, la myéline, le tout enveloppé dans, 3° une gaîne conjonctive pourvue de noyaux, le névrilème ou gaîne de Schwann. L'élément fondamental est le cylindre d'axe ou filament central, et, suivant qu'il est pourvu de ses deux gaînes, ou seulement de l'une ou de l'autre, ou enfin d'aucune des deux, on a des catégories de fibres différentes.

[1] HARLESS, in *Müller's Archiv.*, 1846.
[2] *Recueil d'anat. et de physiol.*, offert à Ludwig par ses élèves, 1874, 1er cahier, p. 31.

Dans les nerfs périphériques cérébro-spinaux, (moins les trois nerfs sensoriels) on a la fibre nerveuse type ou mieux complète. Dans la substance blanche de la moelle on sait, depuis les recherches déjà anciennes de Stannius sur la Lamproie, vérifiées depuis chez tous les autres vertébrés, que les fibres nerveuses n'ont ni gaîne de Schwann ni noyaux et consistent en un cylindre d'axe entouré d'un tube de myéline. Dans la substance grise, les fibres nerveuses n'existent plus qu'à l'état de cylindre axe nu, c'est-à-dire sans gaîne médullaire. Mais dans cette substance grise, à côté des cylindres axes proprement dits en continuité (Deiters, M. Schulze, etc.) avec les prolongements indivis des cellules, il y a d'autres fibres nerveuses également dépourvues de myéline et qui répondent aux prolongements ramifiés des cellules et aux fibres du réseau délicat que forment ces prolongements. Parmi ces fibres il en est de tellement fines, qu'il faut de forts grossissements pour les apercevoir, ce sont les *fibrilles primitives* de M. Schulze ; elles paraissent avec tous les réactifs absolument homogènes ; d'autres, plus volumineuses et desquelles se détachent les premières, représenteraient, pour le même auteur, des faisceaux de fibrilles primitives. Toutes ces fibres nerveuses, y compris le cylindre axe des tubes nerveux de la moelle et des nerfs, sur des préparations durcies par l'acide chromique et colorées par le carmin, paraissent toujours complétement homogènes, et ce n'est que par les moyens dont nous avons parlé plus haut, qu'on arrive à démontrer, sur les plus grosses d'entre elles, une apparence fibrillaire.

Pour ce qui est de l'union des cellules avec les fibres nerveuses à moelle de la substance blanche, il est bien vrai qu'il est très-difficile de la rencontrer. Je ne l'ai jamais vue pour ma part chez les Plagiostomes, non plus que Stieda chez les poissons osseux, mais Wagner et M. Schulze l'ont vue sur la Torpille, Leydig chez un Squale, Remak et Deiters chez les mammifères. On est donc conduit à l'accepter comme un fait certain, surtout si l'on songe que les longs prolongements des cellules ont absolument le même aspect que les cylindres d'axe des tubes nerveux de la substance blanche. Ces prolongements marchent sur une longueur plus ou moins grande nus et sans moelle, mais ils s'entourent vraisemblablement peu à peu d'une gaîne de myéline et deviennent ainsi des fibres nerveuses à contour foncé. Ce que nous venons de dire à propos des fibres nerveuses de la moelle s'applique aussi à celles de l'encéphale, où ces détails sont d'ailleurs plus difficiles à démêler.

3° Les cellules, le fin réseau que forment leurs prolongements et les fibres nerveuses sont plongés dans une substance particulière qui leur sert comme de milieu ambiant et qu'on appelle *névroglie*. Ce n'est autre chose, pour beaucoup d'histologistes, qu'une forme particulière du tissu conjonctif, mais pour M. Robin, Henle, etc., elle en serait fort différente. Elle se présente sous des aspects variés suivant les régions où on l'examine et suivant la nature des réactifs à l'influence desquels elle a été soumise, ce qui a été la source de nombreux dissentiments entre les histologistes. Elle est tantôt homogène, mais le plus souvent granuleuse amorphe (Robin). L'aspect réticulé ou spongieux qu'elle prend après durcissement et qui avait surtout frappé les premiers histologistes qui s'en sont occupés, Bidder, Owsjannikow, est purement artificiel. Il faut toutefois bien se garder de confondre avec la névroglie proprement dite le tissu qui, sur des coupes transversales de la moelle, constitue les cloisons qui, dans la substance blanche, vont en rayonnant du centre à la périphérie. Ces cloisons principales émettent des branches latérales dont les ramuscules s'anastomosent en formant un réseau dans lequel les tubes nerveux sont groupés par îlots, c'est-à-dire par faisceaux. Ce système de cloisons appartient au tissu conjonctif ordinaire et il se continue avec les couches profondes de la pie-mère, qui offrent aussi le même caractère. Ces cloisons ne se retrouvent plus dans la substance grise dont la névroglie se présente sous un aspect granuleux amorphe qui caractérise également le ciment interposé aux tubes nerveux de chaque faisceau de la substance blanche et qui tapisse aussi la surface des cloisons interfasciculaires. De cette façon, le tissu conjonctif vrai n'est jamais en contact direct avec les éléments nerveux, mais avec la névroglie ou substance gélatineuse. Dans cette névroglie se voient des granulations qui ressemblent beaucoup aux myélocytes du cervelet, mais avec un volume plus faible. On les a assimilées, en effet, à ces myélocytes et on leur en a même pendant longtemps donné le nom. Mais d'autres procédés ont permis de reconnaître que ce n'étaient là que les noyaux de cellules dont le corps cellulaire et les prolongements ne se colorent point par le carmin, ce qui fait qu'on les a longtemps ignorés. Ces prolongements, très-nombreux et très-fins, ont fait nommer ces cellules *cellules araignées*. L'existence de ces cellules et l'apparence de réseau fibrillaire qu'on peut trouver dans la substance granuleuse de la névroglie, en employant de très-forts grossissements, ont fait que le plus grand nombre des histologistes

considèrent maintenant la névroglie comme du tissu conjonctif réticulé, dont la finesse varie suivant les points. Il est pourtant certains
points de la substance grise où la névroglie est bien réellement finement granuleuse et ne se laisse pas résoudre en un réticulum, si délicat qu'on le suppose. Cela est plus vrai encore pour la névroglie de
la substance grise du cerveau dont l'étude est infiniment plus difficile,
et il faudra peut-être bien du temps encore, de l'avis même de Kœlliker, pour qu'on se mette d'accord sur ce sujet.

Les vaisseaux qui irriguent le système nerveux central ne nous ont
présenté rien de bien particulier à signaler au point de vue auquel
nous nous plaçons ici. Ils sont, comme chez les autres vertébrés, plus
nombreux dans la substance grise de la moelle que dans la substance
blanche. Dans le cerveau, où nous ne pouvons d'ailleurs étudier leur
mode de distribution, ils forment dans certaines parties, notamment
dans les lobes optiques, le cervelet, le bulbe, des réseaux très-élégants
et souvent naturellement injectés par le sang après la mort. C'est ce
qu'on voit très-bien sur les cerveaux de raie, où ils sont même un
obstacle à l'examen des éléments nerveux sur des coupes colorées et
transparentes. Très-souvent, sur de semblables préparations, nous
avons vu autour des vaisseaux comme un gaîne rappelant les gaînes
périvasculaires des capillaires cérébraux des animaux supérieurs découvertes par M. Robin. Nous restons cependant dans le doute au
sujet de l'existence de ces gaînes chez les Plagiostomes, l'apparence
n'ayant jamais été assez nette pour nous donner la certitude de cette
existence.

4° Il nous reste encore à dire quelques mots de l'*épithélium*, qu'on
rencontre à la face interne du canal central de la moelle et des cavités ou ventricules du cerveau. Cet épithélium, qui se retrouve chez
tous les vertébrés, est connu depuis longtemps déjà, et Hannover un
des premiers, l'a étudié dans la moelle du Triton et de la Grenouille. Il
consiste en une couche simple de cellules cylindriques dont l'extrémité adhérente se termine en un prolongement long et fin, tandis
que l'extrémité libre porte des cils vibratiles. Ces derniers, très-diffi-
ciles à voir, ne s'observent qu'à l'état frais et surtout chez les jeunes
individus. On sait de même que chez l'homme et les mammifères supérieurs on ne les rencontre guère que pendant la vie fœtale. Outre
sa caducité et ses altérations spontanées *post mortem*, il est la plupart
du temps plus ou moins modifié par les manipulations du durcissement et de la préparation des coupes. Très-souvent, en effet, le noyau

est seul visible et le revêtement des cavités cérébrales et médullaire paraît formé par une couche de granulations. Cet épithélium ventriculaire est en général plus distinct chez les Plagiostomes que chez les Téléostéens. Dans le ventricule du lobe antérieur il recouvre aussi le prolongement de la pic-mère qui y pénètre et que nous avons trouvé, chez le *Scyllium canicula* notamment, complétement analogue, pour ses rapports et sa structure, aux plexus choroïdes des ventricules latéraux des vertébrés supérieurs.

L'épithélium qui se trouve dans la glande pituitaire ne doit pas être confondu avec celui de l'infundibulum du troisième ventricule, dont il diffère morphologiquement et génétiquement, car il provient d'une involution de la muqueuse pharyngienne.

III

HISTOLOGIE TOPOGRAPHIQUE.

> Difficillimum aggredior laborem, et exitum
> vix promitto qui Lectori satisfaciat.
> Haller, *Elementa phys.*, t. VIII, p. 1.

A. MOELLE.

Nous n'avons pas la prétention, il est à peine besoin de le dire, en essayant ici l'histologie de la moelle, de donner la solution même d'un seul des problèmes que, depuis bien des années, soulève cette question. Des savants de la plus grande autorité ont usé toutes les ressources de leur talent dans l'étude de ce point épineux à propos duquel les histologistes, comme les grammairiens, discutent et se combattent sans que le procès cesse d'être pendant. Aujourd'hui, aussi bien qu'il y a vingt ans, il serait impossible d'en dire bien long sur ce que nous savons, de science certaine, de la structure de certains points de la moelle sur lesquels, malgré de très-nombreuses recherches, on ne possède encore que des notions confuses et embrouillées. Nous n'apportons donc pas la lumière dans cette obscurité au milieu de laquelle les travaux de Schrœder, de Stilling, de Deiters, de Clarke, de Pierret[1], etc., n'ont projeté encore qu'une lueur naissante. Notre

[1] La récente découverte de notre savant ami le docteur Pierret au sujet de la connexion des fibres sensitives lombo-sacrées et dorsales avec la colonne vésiculaire de L. Clarke, et des fibres sensitives cervicales avec les groupes cellulaires voisins

but a été simplement de rechercher si les descriptions qui ont été faites de la moelle des vertébrés inférieurs et en particulier des batraciens et des poissons osseux peuvent s'appliquer à la moelle des Plagiostomes. Quant aux résultats que nous avons obtenus dans cette voie, si nous étions tenté d'en tirer des conclusions générales et particulières définitives, nous serions bien vite rappelé à la modestie par ces paroles de Kœlliker : « Plus la structure compliquée de la moelle épinière se dévoile à nos yeux, plus s'accumulent les difficultés quand il s'agit de démontrer le mode d'union des éléments de cet organe. Dans l'état actuel de la science, alors qu'aucune des questions fondamentales telles que la distinction des éléments conjonctifs et des éléments nerveux, les rapports qui unissent les cellules ganglionnaires entre elles et avec les fibres nerveuses, l'origine cérébrale et spinale des nerfs, n'a reçu de solution définitive, il serait plus que téméraire de se prononcer pour telle ou telle théorie. Il fut un temps, cependant, où, moi aussi, je me laissais aller à l'idée qu'il est possible d'instituer, au sujet des connexions entre les divers éléments de la moelle, une hypothèse fondée jusqu'à un certain point sur l'observation. Mais plus j'ai approfondi l'anatomie fine de cet organe, plus s'est fortifiée en moi la conviction que le temps n'est pas encore venu de procéder dans cette direction avec une assurance certaine[1]. »

La moelle des Plagiostomes étudiée sur des coupes nous offre, comme chez les autres vertébrés, une opposition marquée entre la substance centrale et la substance périphérique. La différence de coloration, qui répond à une différence de structure, est surtout très-visible après le durcissement par l'acide chromique. Sur la moelle fraîche elle est beaucoup moins accusée et souvent à peine distincte, ce qui avait fait dire autrefois à Desmoulins[2] « qu'on ne retrouve plus de matière grise ou cendrée dans l'axe cérébro-spinal des poissons en arrière et au-delà du quatrième ventricule ». Cette différence de coloration entre la substance centrale et la substance périphérique

---

du noyau inférieur du trijumeau, éclaire cependant d'un jour tout nouveau l'anatomie de la moelle. C'est un des résultats les plus importants auxquels soit arrivée la science, sur ce sujet, depuis une quinzaine d'années. Voir Pierret, *Comptes rendus Acad. sc.*, novembre 1876.

[1] KOLLIKER, *Histologie humaine,* 2e édit. franç., p. 359.

[2] DESMOULINS et MAGENDIE, *Anat. des syst. nerveux des animaux à vertèbres.* Paris, 1825, 1re partie, p. 145.

n'est pas due à une différence dans la nature de la névroglie ou substance de soutien, mais au rapport dans lequel les éléments nerveux, spécialement les tubes à moelle, sont avec la névroglie. Dans les points où celle-ci l'emporte sur les tubes nerveux, la couleur est grise, dans ceux où les tubes à moelle sont au contraire plus nombreux la couleur est blanche. Il est difficile de trouver une comparaison exacte pour exprimer la forme de la substance grise sur une coupe. Elle ne ressemble pas à l'H de la substance grise des mammifères et de l'homme. Serres l'a comparée à une croix, et lui trouvait aussi une certaine analogie avec la forme d'un os hyoïde d'homme. Mais ces détails ont en réalité peu d'importance, car cette forme varie suivant les différents points de la moelle et aussi suivant les groupes de Plagiostomes.

Chez les Squales (*Carcharias, Scyllium, Scymnus, Galeus, Mustelus*), dont la moelle ressemble plus à celle des Téléostéens que ne le fait celle des Raies, la substance grise peut être comparée d'une façon grossière pour sa forme à une feuille de trèfle, si l'on fait abstraction des faisceaux radiculaires des racines supérieures et inférieures (voir pl. XIX, fig. 4). Le pétiole est représenté par ce mince prolongement qui, partant du centre, descend sur la ligne médiane jusqu'au sillon longitudinal inférieur. Dans la partie centrale, au contraire, il est très-large et présente en son milieu le canal central régulièrement arrondi et tapissé d'épithélium.

Au même niveau, de chaque côté, sont les folioles latérales qui naissent par un pédicule assez large et se portent horizontalement en dehors, occupant ainsi à peu près le milieu de la coupe. Elles répondent aux cornes inférieures de la substance grise. La foliole supérieure ou impaire représente l'ensemble des deux cornes supérieures qui sont en quelque sorte soudées sur la ligne médiane. Ces cornes supérieures ne sont pas compactes, mais disposées en réseau dont les mailles plus ou moins grandes circonscrivent sur la coupe des îlots de substance blanche, c'est-à-dire des faisceaux de tubes nerveux. Les cornes inférieures et supérieures ont des contours dentelés et, de la pointe de chaque dent, partent des prolongements qui traversent la substance blanche en s'anastomosant en un réseau à larges mailles et gagnent à la périphérie la face profonde de la pie-mère.

La substance grise dans la moelle des Raies (*Raia, Trygon, Torpédo*) (voir pl. XIX, fig. 3) s'éloigne de la description que nous venons de donner et sa forme n'est pas absolument la même dans les trois

genres cités. Chez la Torpille les cornes inférieures sont plus inflé-
chies vers le bas, et les cornes supérieures ne se touchent pas sur la
ligne médiane sur toute leur hauteur. La ligne médiane est occupée
par un large prolongement ascendant de la substance grise relié de
chaque côté par de petits tractus aux cornes supérieures. A leur naissance ces dernières communiquent en outre largement entre elles à
travers le prolongement médian. Les cornes supérieure et inférieure de chaque côté sont réunies l'une à l'autre par un réseau de
substance grise. Cette disposition est plus accusée encore sur la
moelle de Trygon et de Raïa où la substance grise n'a plus un aspect
compacte et uniforme, mais est véritablement réticulée, comme on
peut le voir sur la figure 3, pl. XIX. Une semblable apparence ne se
retrouve chez les vertébrés supérieurs que dans la région cervicale de
la moelle, où elle a reçu le nom de *processus reticularis*.

Le *canal central* de la moelle circulaire chez les Squales est plus ou
moins ovale chez les Raies. Sur les pièces bien durcies on le voit
revêtu de son épithélium qui présente un contour très-net, de sorte
que la lumière du canal est toujours libre et ne nous a jamais paru
oblitérée par des cellules épithéliales plus ou moins altérées, comme
c'est souvent le cas chez les mammifères et chez l'homme. Reissner,
Stieda ont signalé dans le canal central des poissons un *cordon* qui
ressemble à un cylindre d'axe, quoique plus gros, et qui est très-
visible sur des coupes transversales ou longitudinales colorées au
carmin. Stieda dit l'avoir observé chez les poissons cartilagineux de
même que chez presque tous les vertébrés qu'il a examinés. Je l'ai
constaté aussi avec la plus grande évidence chez des Raies mortes
depuis un certain temps, mais je n'ai pas réussi à le voir chez les
petites Roussettes et les Pastenagues que j'ai eues vivantes et dont j'ai
pu enlever et durcir la moelle immédiatement après les avoir sacri-
fiées. Ce fait indiquerait qu'il n'existe point réellement dans le canal
central un cordon préformé, mais que celui-ci est le résultat de la
coagulation *post mortem* du liquide qui remplit le canal pendant la
vie, coagulation qui se produit soit spontanément, soit sous l'influence
de certains réactifs. Nous avons fait remarquer plus haut que, récemment encore, un auteur allemand, Fleischl[1], a voulu assigner une
origine semblable aux cylindres-axes.

Si, après ces données d'ensemble sur la disposition respective des

---

[1] Fleischl, *loc. cit.*

deux substances de la moelle, nous entrons dans la description détaillée des éléments qui les constituent, nous voyons que ce qui caractérise essentiellement la substance grise, c'est la présence de cellules nerveuses. Ces cellules n'ont pas toutes le même volume. Les plus grosses, fusiformes, triangulaires ou multipolaires, se rencontrent surtout dans les cornes inférieures (voir les diverses figures de la planche XIX). Elles sont plongées au milieu de la substance fibrillaire et finement granuleuse qui constitue la charpente de la substance grise. Leur nombre est un peu plus grand que ne le représentent les figures. Dans tout le reste de la substance grise, y compris les cornes supérieures, on ne retrouve aucune de ces grosses cellules. Tout à fait dans la portion centrale de la substance grise, dans le voisinage immédiat du canal central, on rencontre, chez les Squales, des cellules plus petites qui semblent former en quelque sorte un groupe distinct. Leur forme ressemble d'ailleurs à celle des grosses cellules de la corne inférieure. Ce groupe central de petites cellules paraît ne pas exister dans la moelle des Raies, mais seulement en tant que groupe, car on trouve aussi, soit immédiatement autour du canal central, soit dans la partie des cornes inférieures la plus rapprochée de lui, de petites cellules analogues à celles des Squales.

Quant aux prolongements des cellules qui vont à peu près dans toutes les directions, il est difficile de les suivre un peu loin sur des coupes et ils se perdent dans l'épaisseur de la substance grise avant qu'on ait pu constater leur ramification, comme on la voit sur des coupes de la moelle des mammifères, du bœuf par exemple. Mais nous savons que cette ramification des prolongements existe, car la dissociation à l'état frais la met hors de doute. Il n'est cependant pas impossible de la voir sur des coupes de moelles durcies et colorées. Il suffit pour cela, après avoir déshydraté les coupes, de les laisser sécher quelques minutes sur la lame de verre. Ils s'opère alors un fendillement qui produit une véritable dissociation spontanée des éléments. En mettant ensuite une goutte d'essence clarifiante on peut voir des cellules plus ou moins bien isolées avec leurs prolongements.

Si maintenant nous étudions la substance grise sur des coupes longitudinales horizontales, c'est-à-dire parallèles aux faces inférieure et supérieure de la moelle, nous voyons que les cellules des cornes inférieures sont disposées en forme de colonne. Si nous supposons que la coupe soit faite au niveau du canal central, nous constatons, en allant du centre à la périphérie, d'abord au centre l'espace clair, correspondant à la lumière du canal et limité de chaque côté par l'épithélium, dont les cellules sont disposées en série simple recti- ligne. Puis en dehors du revêtement épithélial, la masse des cellules nerveuses. Presque toutes celles-ci sont disposées de façon que leur diamètre longitudinal est dirigé perpendiculairement à l'axe de la moelle. Chacune d'elles envoie un prolongement en dehors. On peut voir, particulièrement sur des sections longitudinales faites au-dessus ou au-dessous du canal central, mais intéressant toujours la corne inférieure (voir pl. XIX, fig. 5), que les faisceaux de fibres nerveuses à direction oblique ou verticale viennent s'entremêler aux cellules dont ils proviennent très-probablement. Ce sont ces faisceaux situés au milieu de la substance grise, qui lui donnent, sur une coupe trans- versale, l'aspect réticulé dont nous avons parlé plus haut (voir pl. XIX, fig. 3).

Les tubes nerveux qui forment la substance blanche occupent toute la périphérie de la moelle, mais ils se rencontrent aussi dans le centre jusqu'au voisinage du canal central et même, comme nous venons de le dire, un certain nombre de faisceaux sont englobés dans la substance grise. Sur les figures 3 et 4, pl. XIX, ils occupent toutes les parties laissées en blanc. Leur calibre est variable, de $0^{mm},025$ à $0^{mm},005$ en moyenne ; les plus gros constituent à peu près entièrement les cordons antérieurs (inférieurs) compris entre les fibres radiculaires inférieures et le sillon longitudinal inférieur, et les deux gros faisceaux situés de chaque côté de la ligne médiane en arrière du canal central. Partout ailleurs dominent des tubes nerveux plus ou moins fins. On ne rencontre point, du reste, dans la moelle des Plagiostomes ces énormes fibres nerveuses signalées pour la pre- mière fois par J. Müller dans la moelle de la Lamproie et retrouvées ensuite chez tous les poissons osseux où Mauthner et Stieda les ont bien étudiées. Elles n'existent point non plus chez les autres verté- brés, si ce n'est chez le Triton crêté et l'Axolotl, où Stieda[1] les a aussi tout dernièrement signalées.

Mais les fibres nerveuses longitudinales ne sont pas les seules qu'on observe dans la moelle, on y observe aussi des fibres à direction transversale. Celles-ci constituent les commissures qui relient l'une

---

[1] *Ueber den Bau des Centralnervensystem des Axolotl-Zeitschr. f. wiss. Zoologie*, Bd. XXV, 1875.

à l'autre les deux moitiés de la moelle, et les faisceaux radiculaires inférieurs et supérieurs. On peut voir sur des coupes transversales de la moelle du Trygon et des Raies que les cornes inférieures sont réunies l'une à l'autre par un ou plusieurs tractus qui traversent la substance blanche des cordons antérieurs et qui présentent plus ou moins nettement sur la ligne médiane un entre-croisement des fibres. C'est la *commissure transverse* qui existe aussi, disposée à peu près de la même façon chez les poissons osseux. Cette commissure, que j'ai observée très-nettement chez le *Scyllium canicula* (voir pl. XIX, fig. 4 *ct*), paraît manquer en général chez les Squales, mais cela tient sans doute à ce que les tubes nerveux, qui vont ainsi d'un côté de la moelle à l'autre, ne marchent pas en faisceau isolé, mais se trouvent très-près du canal central, dans l'épaisseur même de la substance grise. Des coupes longitudinales perpendiculaires montrent que cette commissure transverse est bien réellement composée de fibres nerveuses à moelle analogues à celles de la substance blanche. Sur des coupes longitudinales horizontales, si l'on a la chance de tomber sur la commissure, on peut voir, bien mieux que sur des coupes transversales, l'entre-croisement des fibres. Arrivées au bord de la corne inférieure, une partie de ces fibres passe dans les racines antérieures (inférieures), les autres se perdent dans la substance grise de la corne. Cette commissure transverse paraît donc répondre à la commissure antérieure de la moelle des mammifères.

Quel est son rôle précis ? Owsjannikow prétend que les fibres qui la constituent relient entre elles les cellules de la corne inférieure d'un côté avec celles de la corne du côté opposé. Cela ne serait vrai, d'abord, que pour celles de ces fibres qui se perdent dans la substance grise de ces cornes ; mais il me paraît encore plus difficile d'observer une pareille relation que de voir les prolongements qui, dans l'épaisseur même de la substance grise, relieraient directement sur le même niveau les cellules d'un côté avec celles de l'autre côté, comme l'avait anciennement admis théoriquement et figuré de même Owsjannikow dans son premier travail sur la moelle des poissons. De semblables anastomoses n'ont encore jamais été constatées. Comme la physiologie démontre cependant l'existence de relations entre les cellules d'un côté et celles de l'autre, les histologistes pensent qu'elles se font par l'intermédiaire du réseau que constituent les prolongements ramifiés des cellules.

4

Nous devons étudier maintenant la manière dont se comportent, dans l'intérieur de la moelle, les fibres des racines nerveuses inférieures et supérieures. Les *racines inférieures*, sur des coupes horizontales, se comportent un peu différemment chez les Plagiostomes de ce qu'on observe chez les poissons osseux, et se rapprochent plutôt de la disposition qui existe chez les vertébrés supérieurs. On voit en effet un faisceau de fibres, continuation de la racine motrice, pénétrer dans la moelle et traverser la substance blanche pour aller se perdre en éventail dans la corne inférieure. Près du point où il atteint celle-ci, il reçoit en général par son bord interne des fibres venues de la commissure transverse (voir pl. XIX, fig. 3 et 4). Ces fibres radiculaires à direction horizontale ne m'ont jamais paru se continuer directement avec les prolongements des cellules situées au même niveau. On peut voir quelquefois des prolongements de ces cellules pénétrer en quelque sorte dans le faisceau des fibres radiculaires, mais on n'arrive pas à constater leur union avec une de ces fibres. Sur des coupes longitudinales perpendiculaires on voit que les fibres radiculaires inférieures ne sont pas toutes horizontales, mais qu'un certain nombre pénètrent obliquement dans la moelle, les unes en avant (en haut), les autres en arrière (en bas). On conçoit qu'il devait en être ainsi, si l'on songe que les cellules forment dans la moelle une colonne non interrompue, tandis que les fibres radiculaires sont groupées par faisceaux plus ou moins éloignés les uns des autres. Chaque racine correspond à un groupe de cellules, à un noyau d'origine, comme on dit pour les nerfs du bulbe ; mais les cellules de ce noyau ne sont pas sur un plan horizontal, elles forment une petite colonne, et dans la moelle tous ces noyaux sont juxtaposés bout à bout, tandis que dans le bulbe ils sont plus ou moins séparés les uns des autres. Par la commissure transverse, comme nous l'avons déjà dit, les racines inférieures reçoivent des fibres venues de l'autre moitié de la moelle.

Les *racines supérieures* présentent quelques particularités. Il est à remarquer, en premier lieu, que leurs fibres sont à peu près aussi grosses que celles des racines inférieures, tandis que chez presque tous les autres vertébrés elles sont en général plus fines. Quant à la façon dont ces racines pénètrent dans la moelle on observe quelques différences chez les divers genres de Sélaciens. Chez la Pastenague et aussi chez la Torpille le faisceau radiculaire supérieur entre dans la moelle fort loin du sillon longitudinal supérieur, de sorte que l'in-

tervalle entre les points d'entrée des deux racines supérieures est plus
grand que celui qui existe entre les deux points d'entrée des deux racines inférieures. Les fibres radiculaires entrées dans la moelle paraissent, sur des coupes transversales, marcher horizontalement à
travers la substance blanche jusque dans la partie supérieure des
cornes supérieures où elles se terminent brusquement en apparence
(voir pl. XIX, fig. 3, *r. s.*). Chez la Raie bouclée, le faisceau radiculaire
s'enfonce obliquement à travers la substance grise de la corne supérieure relativement très-développée et se termine aussi brusquement,
après avoir traversé presque toute cette corne. Chez les Squales, le trajet
de la racine supérieure ressemble davantage à ce qu'on voit chez les
poissons osseux. Les fibres nerveuses marchent à peu près transversalement dans la substance blanche et se perdent en arrivant dans la
substance grise de la corne.

Des coupes longitudinales sont indispensables pour pousser plus
loin l'étude des fibres radiculaires supérieures. Chez les mammifères,
le trajet de ces fibres est fort difficile à suivre et on ne peut guère
faire que des conjectures à son égard. Quoiqu'il paraisse beaucoup
plus évident sur des coupes longitudinales réussies de la moelle des
Sélaciens, de la Pastenague par exemple, on reste cependant toujours
dans l'ignorance du point où se terminent réellement ces fibres supérieures ou sensitives, vu l'absence à peu près complète de cellules nerveuses dans les cornes supérieures. On voit donc sur une coupe longitudinale horizontale correspondant au point d'entrée des racines
supérieures (voir pl. XIX, fig. 6, *r. s.*), que chaque racine qui pénètre
dans la substance blanche ne tarde pas à se diviser en deux faisceaux,
l'un, plus volumineux, qui monte obliquement en haut (en avant) et
finit par se confondre avec les fibres longitudinales de la moelle dont
il devient impossible de le distinguer, l'autre qui se recourbe en bas
(en arrière) et qui devient bientôt longitudinal lui aussi. Sur une
coupe intéressant plusieurs racines, on peut voir le faisceau antérieur
d'une racine s'ajouter en quelque sorte au faisceau antérieur de la
racine située au-dessus. Un certain nombre de fibres, surtout chez
les Squales, paraissent aussi plonger perpendiculairement dans la
substance grise de la corne supérieure.

Mais en dernière analyse où vont ces fibres ? Remontent-elles directement vers le cerveau — les antérieures du moins — ou, après un
certain trajet longitudinal, se recourbent-elles pour pénétrer dans la
corne supérieure ? Et dans cette corne supérieure elle-même com-

ment se comportent-elles ? Autant de points qui paraissent insolubles
pour le moment et sur lesquels je n'apporte pas de lumière nouvelle.
L'ingénieuse hypothèse de Gerlach fait naître chez les mammifères
les fibres sensitives non de cellules, puisque la corne postérieure n'en
contient que très-peu, mais d'un réseau fibrillaire très-fin. Or, il restait au moins à démontrer d'abord, que ce réseau, que le chlorure
d'or met, il est vrai, assez facilement en évidence, est réellement
nerveux, puisque les fibres sensitives, après leur trajet compliqué dans
la substance blanche, viennent s'y terminer. Mais les récents travaux
de M. Pierret sur ce sujet me paraissent avoir mis à la place de l'hypothèse de Gerlach des faits beaucoup plus certains. D'après M. Pierret,
en effet, les cornes postérieures proprement dites ne seraient point
le lieu d'origine des fibres sensitives, cette origine serait pour les nerfs
lombo-sacrés et dorsaux dans la colonne vésiculaire de Clarke, très-
voisine de la corne antérieure et dont les cellules offrent vraiment
tous les caractères que nous connaissons aux cellules nerveuses, tandis
que l'on peut douter de la nature nerveuse des rares cellules des
cornes postérieures. Il faudrait admettre de même que, chez les Plagiostomes, les cellules qu'on trouve seulement dans ce que nous avons
considéré comme les cornes inférieures, ne sont pas toutes dévolues
à la motricité, mais qu'un certain nombre d'entre elles, peut-être
celles qui sont voisines du canal central, sont en relation avec les fibres radiculaires sensitives.

B. CERVEAU.

1. ARRIÈRE-CERVEAU (*bulbe ou moelle allongée*). — Nous avons décrit dans le chapitre I la conformation extérieure du bulbe en général chez les plagiostomes et en particulier chez le *Scymnus*. Nous avons
vu à ce propos que les différents faisceaux qui le composent sont séparés par des sillons très-peu marqués, si ce n'est dans le quatrième
ventricule et enfin que les auteurs étaient loin d'être d'accord sur la
nature et la valeur homologique de ces faisceaux. L'histologie nous
sera ici d'un grand secours et l'étude du bulbe sur des coupes rendues
transparentes et examinées au microscope nous apprendra sur la
structure de cet organe ce que la dissection et l'examen à l'œil nu
étaient impuissants à donner aux anatomistes descripteurs : « De très-
habiles anatomistes, dit Gratiolet (*Anatomie du système nerveux*,
p. 129), ont essayé de distinguer par la dissection les divers faisceaux

longitudinaux qui composent le bulbe. Nous avons vu de fort belles préparations, de non moins belles figures, mais selon notre conviction la plus intime, ces figures et ces préparations n'expriment que des résultats artificiels. Le scalpel, en séparant des choses intimement unies, crée de toutes pièces ces divisions. La méthode des coupes est seule applicable ici. »

Sur un Squale tel que le Requin par exemple, si l'on fait une série de coupes transversales du bulbe commençant à quelque distance en arrière de la pointe du quatrième ventricule, c'est-à-dire encore sur la moelle et allant en avant, on voit que sur les premières coupes aucune modification importante dans la structure de la moelle ne s'est encore accomplie. Ce qu'on observe d'abord c'est l'épaississement de la commissure dans son ensemble qui forme déjà un *raphé* médian bien prononcé ; c'est ensuite la dilatation du canal central dont le calibre augmente considérablement relativement au volume de la moelle qui n'a pas encore beaucoup changé. Chez le *Scymnus* par exemple, la dilatation commence à une assez grande distance en arrière de la pointe du quatrième ventricule et sa moelle, relativement petite, est traversée à ce niveau par un large canal. A mesure qu'on approche du quatrième ventricule, la paroi supérieure du canal, analogue à la commissure grise ou postérieure de la moelle des mammifères, devient de moins en moins épaisse et comme les cordons postérieurs sont séparés dans toute leur hauteur par le sillon longitudinal supérieur, dès que la commissure grise disparaît, le canal central reste ouvert en haut et le ventricule bulbaire commence. Il s'élargit ensuite progressivement et les cordons postérieurs se trouvent complétement rejetés en dehors. Ce développement de la commissure, cette dilatation du canal central, qui s'accentuent encore, plus haut, sont les deux faits les plus remarquables de l'anatomie du bulbe auquel on peut dire qu'ils donnent sa physionomie. La première conséquence qui en résulte est une modification dans la disposition de la substance grise, modification qui est d'ailleurs progressive.

Quant à la disposition des éléments, nous retrouvons dans les premières coupes du bulbe une disposition presque en tout semblable à celle de la moelle. Au-dessous du canal central, de chaque côté de la ligne médiane, est un gros faisceau bien limité de fibres longitudinales très-volumineuses dont le diamètre est en moyenne de $0^{mm},025$ à $0^{mm},030$. Ce faisceau se poursuit dans toute la longueur du bulbe ; il est la continuation directe des faisceaux inférieurs (antérieurs) de la

moelle (voir pl. XX, fig. 7 et 8). La substance grise devient de plus en
plus réticulée et les cornes inférieures, très-distinctement reconnaissa-
bles au-dessous du canal central ouvert maintenant, se dirigent obliquement en bas et en dehors. Elles contiennent de très-belles cellules
multipolaires semblables à celles de la moelle et pourvues de prolongements qu'on peut suivre assez loin dans différentes directions. La
base de la corne est formée par une substance grise compacte qui, à
la périphérie de la corne, devient réticulée et émet de nombreux tractus qui pénètrent en dehors et en bas la substance blanche jusqu'au
bord externe de la coupe et, s'anastomosant entre eux, donnent à la
coupe l'apparence d'un vaste réseau à mailles plus ou moins larges
dans lesquelles sont des faisceaux de fibres longitudinales. Ce réseau,
qui ira se développant de plus en plus, constitue ce qu'on appelle chez
les mammifères la *formation réticulaire* (voir pl. XX, fig. 7 et 8). Il en-
globe à peu près toutes les fibres longitudinales des cordons latéraux
(*c. l.*) et postérieurs (*c. p.*). Ces fibres, du moins celles des cordons
postérieurs, sont beaucoup plus fines que celles des cordons antérieurs (inférieurs) (*c. i.*).

   Le *raphé* médian (*r*) qui n'est que la commissure transverse de la
moelle très-développée et s'étendant jusqu'au bord inférieur par suite
de la disparition presque complète du sillon longitudinal inférieur,
est relié à la formation réticulaire par des tractus fibreux assez régulièrement disposés de chaque côté. Il est formé par des fibres nerveuses dont les unes descendent de son extrémité supérieure, venant
de la substance grise périventriculaire latérale, dont les autres
arrivent par les côtés pour passer d'une moitié du bulbe dans l'autre
en formant entre elles un entre-croisement très-marqué.

   Sur une coupe telle que celle que représente la figure 7 de la planche XX, on peut voir tous les détails dont nous venons de parler. En
examinant successivement les coupes qui l'ont précédée on voit apparaître des cellules fusiformes ou triangulaires très-délicates avec de
très-longs prolongements dans la partie inférieure de ce qui reste des
cornes supérieures ou plutôt dans le réseau de substance grise situé
entre la corne supérieure et la corne inférieure de chaque côté et qui
paraît, jusqu'à un certain point, comparable au processus réticulaire
qui existe chez les mammifères dans la portion tout à fait supérieure
de la moelle.

   Puis la corne supérieure disparaît peu à peu et est remplacée par
un réseau gris qui fait partie de la formation réticulaire générale.

Seule sa base, c'est-à-dire sa portion qui arrive jusqu'au bord du canal central où elle se confond avec la substance grise périventriculaire, conserve encore une certaine épaisseur. On y distingue quelques cellules (x') à formes plus massives que celles dont nous venons de parler. Il nous reste à signaler enfin dans la figure 7 l'accroissement de la substance grise périventriculaire au niveau des cordons postérieurs dont elle coiffe pour ainsi dire complétement l'angle interne, et l'existence d'un groupe de fibres longitudinales, de chaque côté, au-dessous de l'ancienne corne supérieure et tout près des parois du ventricule. Ce groupe de fibres existe déjà en arrière dans la moelle et se poursuit en avant.

La figure 8, représentant une coupe faite à un niveau antérieur, nous offre quelques différences avec la précédente. Le quatrième ventricule s'est largement étalé, les cordons antérieurs forment sur son plancher une double saillie très-prononcée traversée par un sillon central. En dehors de cette saillie médiane est une échancrure assez profonde, qui est limitée elle-même à son côté externe par une éminence latérale fort développée $(l.v.)$ qui représente la coupe du faisceau moniliforme nommé par les auteurs *lobus vagi*. La formation réticulaire a envahi la plus grande partie de la coupe. Au niveau de l'ancienne corne inférieure est un groupe de grandes cellules qui continue en quelque sorte la colonne cellulaire des cornes inférieures et qui se poursuit en avant dans le bulbe. C'est la colonne d'origine de la plupart des nerfs crâniens moteurs depuis l'hypoglosse en arrière.

C'est à peu près à ce niveau que commencent à apparaître de véritables *fibres arciformes* $(f.a.)$ qui vont transversalement des cordons postérieurs au raphé médian. A leur extrémité interne, un certain nombre de ces fibres se mettent en rapport avec une partie de nouvelle formation située à la face inférieure du bulbe de chaque côté du raphé. Cette partie nouvelle (voir pl. XX, fig. 8 *n. o.*) plus ou moins régulièrement arrondie se compose de très-petites cellules nerveuses pyriformes plongées dans une substance granuleuse assez analogue à celle du cervelet et très-riche en vaisseaux capillaires. On peut voir aussi quelques grandes cellules à forme motrice dans le voisinage immédiat de ces noyaux qui paraissent comparables aux *olives* du bulbe des mammifères. Comme ces dernières, en effet, elles sont en rapport avec les fibres arciformes et les fibres de la formation réticulaire et, par elles probablement, avec le cervelet. Leur ensemble formerait ainsi un petit système bulbo-cérébelleux semblable à celui qui se rencontre dans le bulbe des vertébrés supérieurs.

Dans la partie supérieure de cette coupe on voit un faisceau de fibres (x) aller transversalement en se recourbant un peu en bas, de dehors en dedans. C'est une des racines postérieures du nerf vague ; une partie des fibres se rend dans le noyau que nous avons signalé dans la base de la corne supérieure (x'). Ce noyau d'abord assez limité s'étend en dedans et en bas jusqu'à la base de la corne inférieure, et contient des cellules fusiformes ou triangulaires très-allongées (fig. 8, x'). Les autres fibres pénètrent dans le lobus vagi pour s'y terminer d'une façon dont je n'ai pu me rendre compte, car il ne s'y trouve pas de groupe cellulaire analogue à celui dans lequel se rendent les fibres du faisceau inférieur. Des coupes longitudinales faites sur le lobus vagi ne m'ont pas éclairé davantage sur le trajet ultérieur de ce faisceau supérieur qu'on voit disparaître tout de suite après son entrée dans la substance extrêmement riche en noyaux qui forme ce lobe et qui paraît un épaississement de la substance grise périventriculaire. Les fibres du vague s'épuisent-elles entre ces noyaux, vont-elles plus loin en se recourbant ? c'est ce que je n'ai pu déterminer. Sur la coupe transversale que nous venons d'étudier, le groupe de cellules supéro-latéral représenté figure 7 a disparu, mais on trouve alors un nouveau noyau situé en bas et en dehors dans le cordon latéral et comparable peut-être au noyau antéro-latéral.

Des coupes faites plus en avant nous montreront, avec une disposition fondamentale à peu près semblable, une partie nouvelle d'abord peu développée, mais remplissant bientôt la cavité du quatrième ventricule. C'est la coupe du faisceau que nous avons appelé précédemment *lobe marginal* ou du *trijumeau*. Il est en quelque sorte libre sur la plus grande partie de son étendue et n'est rattaché à la face interne du cordon postérieur ou restiforme que par un étroit pédicule par lequel passent des fibres qui, de ce lobe marginal, vont se perdre dans la formation réticulaire ou cheminent comme fibres arciformes. Dans le centre du bulbe, la colonne motrice de grandes cellules se poursuit toujours; on voit s'y rendre à ce niveau les fibres du moteur oculaire externe.

Un peu plus en avant on voit la racine supérieure du trijumeau pénétrer dans le lobe marginal et le traverser en formant une douzaine de faisceaux de dehors en dedans. Aucun noyau ne paraît recevoir ces fibres. En effet, sur des coupes horizontales, on voit qu'une partie

de ces fibres se dirige en avant, l'autre partie en arrière. On voit déjà
très-bien à ce niveau que le lobe marginal n'appartient pas en réalité
au bulbe, mais qu'il n'est que la continuation du feuillet latéral du
quatrième ventricule ; la plus grande partie de son contour présente
en effet la couche corticale du cervelet qui s'étend même au-dessous
sur le cordon restiforme ; et on voit à son sommet un amas de myélocytes très-reconnaissables. La racine supérieure du trijumeau, en se
jetant dans ce prolongement du feuillet latéral du cervelet, en modifie
un peu la structure. C'est ainsi qu'une grande partie des fibres dont
on voit la section sur des coupes transversales sont les fibres de cette
racine, dont les unes s'épuisent peu à peu dans le cordon restiforme
situé au-dessous avec d'autres fibres venues du cervelet, tandis que les
fibres antérieures du trijumeau se rendent dans le cervelet.

Au niveau des fibres antérieures de la racine supérieure du trijumeau on voit le nerf auditif entrer au-dessous du cordon postérieur
par de nombreux petits faisceaux séparés les uns des autres et entre
lesquels on peut voir un certain nombre de cellules nerveuses.

Quant aux nerfs du groupe trijumeau proprement dit, qui outre
ses racines sensitive et motrice contient les éléments du facial et dont
l'auditif n'est même pas distinct au point de son émergence, les fibres
de tous ces nerfs sont tellement entremêlées à leur entrée dans le
bulbe, qu'il est impossible de les distinguer les unes des autres. La plupart des nerfs de ce faisceau ont en outre, simultanément, des racines
dirigées en arrière, en avant et en dedans, aussi n'ai-je pu arriver à
mettre chaque racine de chaque nerf en rapport avec un noyau de
cellules. J'ai constaté cependant au niveau de ce groupe complexe la
présence d'une accumulation de cellules, mais diffuse et non subdivisée en noyaux plus ou moins distincts comme chez les vertébrés supérieurs. Je terminerai l'exposé si insuffisant de cette région obscure
du bulbe en mentionnant la disparition du faisceau longitudinal représenté en *f. l*, fig. 8, pl. XX, et dans lequel il est peut-être permis de
voir des fibres d'origine du facial ; enfin l'atténuation graduelle au
niveau de la portion commissurale de la colonne motrice.

Je n'entreprendrai pas d'exposer le trajet des fibres dans le bulbe ;
cette tâche ne paraît pas plus facile chez les Plagiostomes que chez
les vertébrés supérieurs. La science, on le sait, n'est pas faite à cet
égard, et il n'y a que des opinions individuelles souvent fort divergentes qu'il est aussi permis de laisser que de prendre. Je dois résumer
cependant en quelques mots la structure fondamentale du bulbe telle

qu'elle m'est apparue sur des coupes transversales. Il n'y a en somme que trois cordons appartenant réellement au bulbe : 1° le cordon inférieur (antérieur), continuation du cordon inférieur de la moelle, mais devenant profond dans les parties antérieures du bulbe au point de ne plus exister que tout à fait au-dessous du plancher du quatrième ventricule, où il forme deux gros cordons (fig. 8); 2° le faisceau latéral, qui se modifie considérablement par le développement de la formation réticulaire et qui se réunit en bas sur la ligne médiane à son congénère en passant au-devant (au-dessous) du cordon inférieur qui devient alors central, 3° le cordon postérieur ou restiforme, dont la plupart des fibres paraissent venir du cervelet. Les fibres *arciformes* qui, dans la portion commissurale, viennent directement du cervelet, sont, dans la portion bulbaire proprement dite, une dépendance du cordon postérieur. Nées dans ce cordon par recourbement de fibres longitudinales, elles entrent en partie dans la formation réticulaire et, après avoir traversé le raphé médian, se recourbent probablement de nouveau pour redevenir longitudinales. Un certain nombre de ces fibres arciformes peuvent être aussi simplement commissurales entre les deux moitiés du bulbe. — Le lobe marginal ou du trijumeau n'est pas bulbaire à proprement parler.

Comme la moelle, le bulbe se divise donc en trois faisceaux principaux, mais, par suite de l'ouverture du canal central et de l'étalement du bulbe, la disposition de ces faisceaux se trouve changée indépendamment de la modification profonde que présente le bulbe par rapport à la moelle, et qui consiste dans la réunion des deux cordons latéraux, par la formation réticulaire et le raphé au-devant (au-dessous) des cordons antérieurs. Par suite de cet étalement du bulbe, les faisceaux latéraux forment une partie du plancher du quatrième ventricule, et les cordons que nous avons décrits sur ce plancher (p. 20), en particulier celui qui forme le lobus vagi, sont une dépendance du faisceau latéral (intermédiaire ou olivaire chez l'homme). On voit que cette description s'éloigne notablement de celle à laquelle conduit l'examen à l'œil nu. J'ajouterai plus loin (voir p. 84) quelques détails complémentaires au sujet de l'entre-croisement des faisceaux du bulbe.

Bulbe des Raies. — Chez les Raies, le passage de la moelle à la portion ouverte du bulbe se fait d'une façon un peu différente de ce que nous avons vu. Dans la portion antérieure de la moelle, on voit sur une coupe que la portion centrale de la substance grise devient plus compacte, et n'offre plus la réticulation qu'elle montre dans le reste de la moelle. En même temps cette substance grise se porte vers la partie supérieure de la coupe. Les cornes inférieures, le canal central, n'occupent plus la région moyenne de la moelle, mais se trouvent remontés vers le haut. Cette disposition s'accentue dans l'intervalle qui sépare les premières paires spinales des dernières radicules du pneumogastrique, et à partir de celles-ci, jusqu'à la pointe du quatrième ventricule. La substance grise centrale et le canal central sont situés tout à fait dans la partie supérieure de la coupe. De la partie inférieure de cette masse grise, au-dessous du canal central, part un raphé encore étroit qui traverse ainsi verticalement la plus grande partie de la moelle. De chaque côté sont les cordons antérieurs de la moelle qui ont ici en quelque sorte leur maximum de hauteur, et qui déjà, comme plus haut encore dans le quatrième ventricule, occupent à proprement parler toute l'épaisseur de la moelle. Les parties latérales sont occupées par une formation réticulaire très-développée qui provient des bords latéraux de la substance grise, et dans les mailles de laquelle sont des faisceaux de tubes nerveux très-fins pour la plupart, tandis que les tubes des cordons centraux (antérieurs) sont très-gros. Dans la partie inférieure de la coupe on voit la formation réticulaire de chaque côté arriver à peu près jusque sur la ligne médiane, et s'unir plus ou moins à celle du côté opposé. Du raphé partent de chaque côté un certain nombre de tractus fibreux transversaux qui traversent les cordons antérieurs, et vont se perdre dans la formation réticulée. Dans les régions supérieures du bulbe, ces tractus constitueront les fibres arciformes profondes, et traverseront toute la largeur de chaque moitié du bulbe. Les plus inférieurs de ces tractus, un peu plus volumineux, ont une direction oblique en haut, et vont se perdre assez loin dans la substance réticulaire. Il est possible qu'ils réalisent un certain degré d'entre-croisement entre les cordons de la moelle, mais un véritable entre-croisement comme celui qui a lieu chez l'homme et les mammifères ne s'observe point. (V. pl. XX, fig. 12').

Le passage de la partie postérieure du bulbe à sa partie antérieure étalée a lieu par l'agrandissement successif du canal central dont la paroi supérieure finit par disparaître, et la substance grise qui l'entourait, déjà montée avec lui à la face supérieure (postérieure) de la moelle allongée, se trouve ainsi naturellement étalée sur le plancher du quatrième ventricule.

Le reste du bulbe diffère assez peu de ce qu'on voit chez les Squales.

Je ne m'étendrai pas non plus sur le bulbe de la Torpille si carac-térisque, mais qui a déjà été plusieurs fois étudié. Les nerfs qui par-tent du lobe électrique sont le pneumogastrique et une branche du trijumeau (probablement le rameau facial). Le noyau du pneumo-gastrique comprend deux parties : l'une énormément différenciée qui forme le lobe électrique, l'autre située au-dessous du premier qui est le noyau ordinaire (voy. pl. XXI, fig. 13).

2. CERVEAU POSTÉRIEUR (*portion commissurale, cervelet*). — La *portion commissurale* du bulbe est, comme nous le savons, cette partie anté-rieure du bulbe qui est en rapport immédiatement avec le cervelet. Son caractère chez tous les vertébrés, c'est d'être en relation avec cet organe par un système de fibres arciformes plus ou moins développé qui représente une apparence de commissure transverse entre les deux moitiés du cervelet se faisant à travers le bulbe. Nous avons dit quel était le véritable trajet de ces fibres dont la plupart, après dé-cussation dans le raphé médian, deviennent longitudinales. Chez les mammifères, par suite du développement de masses grises de nou-velle formation dans l'épaisseur du bulbe à ce niveau, par suite aussi du faible volume du bulbe comparé à celui du cervelet et du cerveau, toutes les fibres transversales émanées du cervelet ne peuvent pas se loger dans l'intérieur du bulbe, et une partie marche en dehors et fait *protubérance* au-dessous de ce dernier. Chez les autres vertébrés, au contraire, et aussi chez les Plagiostomes, le bulbe bien développé relativement aux masses cérébrales et cérébelleuses, suffit à loger toutes les fibres longitudinales venues des parties antérieures du cer-veau, et toutes les fibres transversales venues du cervelet; aussi n'y a-t-il pas de fibres extérieures *protubérantes*. Mais la disposition fonda-mentale reste la même.

Les mammifères ne sont donc pas à cet égard construits sur un autre type que les autres vertébrés, comme l'ont cru quelques auteurs qui ont voulu établir un rapport entre l'existence de la protubérance et le développement des lobes latéraux coïncidant avec le faible volume du lobe médian, ou inversement entre son absence et le développe-ment du lobe médian à l'exclusion des lobes latéraux. Ces rapports ne répondent qu'à des dispositions tout à fait superficielles. La pro-tubérance des mammifères n'est qu'une partie *extériorisée* d'un sys-tème qui se retrouve chez tous les vertébrés qui ont un cervelet un peu développé. Son existence est en rapport avec le développement du cervelet pris en *totalité*, et non de tel ou tel lobe. Si elle n'existe pas chez les poissons osseux qui n'ont qu'un cervelet simple (que les auteurs ont comparé à tort au seul lobe médian du cervelet des mammifères), elle n'existe pas non plus chez les Plagiostomes dont beaucoup ont un cervelet uniquement composé de deux hémisphères latéraux à peine réunis l'un à l'autre sur la ligne médiane. La division du cervelet en lobes à laquelle les anatomistes de l'homme ont attaché trop d'importance, est purement superficielle ; elle ne répond à aucune différence réelle de structure. Chez tous les vertébrés, le cervelet se développe par deux moitiés latérales qui se soudent plus ou moins intimement sur la ligne médiane. Mais que la soudure soit intime comme chez les mammifères, les oiseaux, les reptiles et les téléostéens, qu'elle soit superficielle comme chez les Plagiostomes, les connexions anatomiques de l'organe et son rôle physiologique sont les mêmes, et l'existence de la protubérance (*sensu strictiori*) n'est qu'un détail presque secondaire.

Etudiée au microscope sur des coupes transversales, la *portion commissurale* ne s'éloigne que peu dans sa structure, de la partie antérieure du bulbe proprement dit, que nous avons précédemment étudiée. On peut voir que les fibres venues directement du cervelet entrent dans la formation réticulaire qu'elles contribuent à former, et passent d'une moitié à l'autre à travers le raphé. Les grandes cellules que nous avions observées dans le centre de la coupe, et qui représentaient morphologiquement la corne antérieure de la moelle, deviennent de plus en plus rares, et finissent par disparaître. Au-dessous du plancher du quatrième ventricule, on retrouve la substance grise périventriculaire dont l'épaisseur est plus ou moins considérable (pl. XX, fig. 9). On reconnaît sur la ligne médiane du plancher ventriculaire la coupe du *sulcus centralis* tapissé d'épithélium.

A mesure qu'on avance de la *portion commissurale* vers la *portion pédonculaire*, on voit s'accentuer une disposition relative des deux substances grise et blanche inverse de celle qu'on trouve plus en arrière. Dans la moelle, la substance blanche est à la périphérie, la substance grise au centre. Peu à peu on voit la substance grise se porter à la périphérie et envelopper la substance blanche qui devient centrale, et qui se place dans le voisinage des cavités ventriculaires dont elle n'est séparée que par la substance grise qui tapisse ces dernières. Les amas de substance grise se disposent en couches périphériques.

La substance blanche diminue aussi par suite de l'absence des fibres

qui ont déjà trouvé leur terminaison dans le cervelet d'abord; pour
les cordons postérieurs du bulbe, et ensuite dans l'émergence des
nerfs crâniens dont quelques-uns ont un trajet longitudinal dans le
bulbe. Il ne reste en quelque sorte que les fibres qui vont au cerveau
antérieur.

Cervelet (lame transversale. Feuillets restiformes). — Comme
pour la moelle et le bulbe, et d'une façon générale, pour tous les centres nerveux, la structure microscopique du cervelet ne peut être
étudiée que sur des coupes dirigées dans des sens différents, et dont
les plus importantes sont les coupes transversales. Déjà, à l'œil nu,
sur de semblables coupes, on peut constater des différences de coloration entre l'écorce du cervelet et la partie située au-dessous de
celle-ci. Les anciens anatomistes, et avec eux, Serres, Nat. Guillot, etc.,
semblaient attacher une grande importance à la couleur extérieure du
cervelet qu'ils décrivaient ou rose ou grise, ou plus ou moins blanche,
et croyaient caractéristique. Mais cette couleur n'a rien de constant,
elle varie suivant l'âge de l'animal, suivant les genres, suivant l'état
plus ou moins frais de l'organe, et elle importe peu en elle-même. Ce
qui est seulement à noter, c'est que, sur une coupe, elle contraste plus
ou moins avec la couche située plus profondément. A cette différence
qui s'accentue encore plus après la coloration du durcissement chro-
nique ou du carmin, correspond une différence dans la structure.

Sur le cervelet du *Trygon pastinaca*, très-irrégulier, et dont la coupe
n'offre par suite, à certains niveaux, aucune symétrie, on peut voir
que le centre de chacune des moitiés d'une coupe faite dans la partie
antérieure de l'organe (voy. pl. XXI, fig. 14) est occupé par une fente
qui répond à un prolongement du ventricule cérébelleux. Autour de
cette fente, et constituant la plus grande partie de la coupe, est une
substance qu'on reconnaît tout de suite comme formée presque entièrement d'innombrables granulations, tout à fait analogues par leur
aspect aux granulations de la couche rouillée du cervelet des mammifères. On y trouve aussi d'autres éléments sur lesquels nous allons
revenir. Recouvrant cette masse granuleuse centrale d'une couche
beaucoup moins épaisse, l'écorce du cervelet s'étend à la périphérie.
Au point de contact, entre l'écorce et les granulations, dans une bande
étroite souvent plus claire, sont réunies en série un grand nombre de
cellules nerveuses très-reconnaissables. Cette couche de cellules sépare assez exactement la substance de l'écorce de la couche granuleuse ou fibreuse, suivant les points, située au-dessous; aussi peut-elle

recevoir le nom de *zone limitante*. Elle est facile à reconnaître et ne peut prêter à la confusion.

On retrouve ces éléments dans toute l'étendue du cervelet; mais sur des coupes faites au niveau de la portion commissurale, c'est-à-dire des pédoncules cérébelleux moyens (voy. pl. XX, fig. 9), on peut voir que les granulations sont en quelque sorte repoussées en dedans vers la ligne médiane, et qu'elles sont séparées de l'écorce et de la zone limitante par une assez grande épaisseur de fibres nerveuses qui descendent vers le bulbe et forment le processus cerebelli ad pontem. Sur des coupes longitudinales perpendiculaires, on voit des parties antérieure et postérieure du cervelet, des faisceaux de fibres nerveuses se porter vers la région moyenne. Les unes, descendant verticalement dans le bulbe, formeront les fibres arciformes; les autres, dirigées en avant ou en arrière, formeront respectivement les pédoncules antérieurs et postérieurs. Sur des coupes transversales faites en avant ou en arrière de cette région moyenne, ces faisceaux sectionnés en travers ou obliquement ne laissent voir que la coupe de leurs fibres.

Si nous revenons maintenant sur chacun des divers éléments que nous avons énumérés, nous voyons que les granulations de la masse centrale, extrêmement nombreuses, représentent des éléments cellulaires d'une structure assez simple, auxquels on a donné le nom de myélocytes ou noyaux libres. Mais ce sont de véritables cellules dans lesquelles le noyau, relativement très-gros, n'est enveloppé que par une très-mince couche de matière cellulaire. Leur diamètre atteint en moyenne de 0^{mm},004 à 0^{mm},006. Ils sont en outre pourvus d'un ou deux prolongements très-délicats que l'emploi du chlorure d'or permet de mettre en évidence. On distingue enfin dans la masse des myélocytes, un certain nombre de fibres nerveuses isolées ou réunies en petits faisceaux. Ces myélocytes sont plongés dans une substance très-finement granuleuse à peine visible.

La couche corticale, dont l'épaisseur est assez uniforme, est constituée essentiellement par une substance fondamentale finement granuleuse, ou en certains points, surtout à la surface, finement fibrillaire. Elle présente des apparences de striation dues à des prolongements cellulaires qui la traversent de dedans en dehors. On y distingue aussi quelques noyaux disséminés; mais dans les couches les plus externes, tout élément figuré paraît faire défaut.

Les cellules situées au-dessous présentent un certain nombre des caractères de celles que Purkinje a, le premier, décrites autrefois

dans le cervelet des mammifères. Ovoïdes ou fusiformes, elles sont disposées en rangée simple ou double. En quelques points cependant
(voy. pl. XXI, fig. 14), on peut voir des amas dans lesquels existent
trois ou quatre rangs de cellules. Ce fait reconnaît en général pour
cause l'adossement de la zone limitante à elle-même au niveau d'un
pli. Ces cellules paraissent presque toujours pourvues de deux prolongements qu'il est rarement facile de suivre bien loin. Un de ces
prolongements pénètre dans la couche corticale pour y rester indivis
ou même s'y ramifier bientôt en un certain nombre de fibrilles, comme
j'ai pu l'observer sur le cervelet d'un Requin ; l'autre prolongement
pénètre dans la couche de myélocytes où on le perd bientôt. C'est ce
prolongement qui, en s'entourant de myéline, ira former les faisceaux
de fibres qui se dirigent vers les pédoncules cérébelleux. Le grand
diamètre de ces cellules est en général disposé parallèlement à la
surface de la couche corticale, au lieu de lui être perpendiculaire
comme chez les mammifères. Aussi le prolongement périphérique, au
lieu de pénétrer immédiatement dans la couche corticale, doit-il marcher un certain temps dans la zone limitante pour se recourber ensuite en dehors. Durant ce trajet compliqué, il a toutes les chances
d'être coupé par la section, et c'est sans doute pour cela que chez la
Pastenague, où les cellules sont cependant fort distinctes, on ne leur
voit que bien rarement des prolongements.

Le volume de ces cellules est assez considérable ; leur diamètre
mesure de $0^{mm},016$ à $0^{mm},020$. Un noyau régulièrement arrondi les
remplit en grande partie. Le contenu du noyau paraît toujours homogène, et ne se colore que bien faiblement. Le protoplasma qui entoure ce noyau paraît également homogène.

Il existe au-dessous et en arrière du cervelet une lame nerveuse
transversale que des coupes longitudinales et transversales montrent,
à l'œil nu, n'être qu'un repli postérieur du feuillet nerveux qui constitue [le cervelet. Cette *lame transverse* se continue en dehors avec
les lobes plus ou moins circonvolutionnés qui occupent les côtés du
quatrième ventricule. L'examen microscopique montre que tout ce
système a exactement la structure du cervelet, telle que nous venons
de l'exposer (voy. pl. XXI, fig. 17). On y trouve la couche corticale,
les cellules, les fibres médullaires et l'amas de granulations en dedans comme dans la figure 9, pl. XX ; et si l'on compare les deux
figures, on verra que la lame transverse et le lobe latéral de la
figure 17 représentent exactement le cervelet de la figure 9 qui aurait

été aplati et surbaissé. Les fibres nerveuses (*d*) allant de la lame transverse et du lobe latéral à la moelle allongée, sont la continuation
postérieure du pédoncule cérébelleux moyen dont on pourrait dire
qu'elles constituent comme la portion réfléchie, tandis que la figure 9
en représenterait la portion directe. La limite de la portion commissurale (protubérantielle) du bulbe se trouve donc en réalité portée
beaucoup plus loin en arrière que ne le faisait supposer l'examen
extérieur du bulbe. Par là se trouve expliquée l'apparente dérogation
des Sélaciens au principe des connexions, en ce qui concerne l'origine de la cinquième paire, qui a toujours lieu au niveau de la portion
commissurale du bulbe. Tout ce groupe naîtrait, en effet, bien en
arrière de la portion commissurale si l'on ne tenait compte que de la
portion directe ou antérieure du pédoncule cérébelleux moyen. Dans
les points où la lame nerveuse du cervelet se termine sur les parties
latérales et supérieures du bulbe, la couche corticale s'amincit peu
à peu et finit pour ainsi dire en mourant (fig. 9 et 17 *a'*). A ce
niveau il n'existe plus de cellules de la zone limitante au-dessous
d'elle.

Faisant suite à cette lame transversale du cervelet, les *feuillets* ou
lobes latéraux du quatrième ventricule montrent encore sur des
coupes la même structure que le cervelet. La partie la plus postérieure de ces lobes va se terminer, en s'effilant, sous le nom de cordon
marginal, dans la partie supérieure et interne du cordon postérieur
ou restiforme du bulbe. Elle est traversée à ce niveau par les très-
nombreuses radicules de la racine supérieure du trijumeau, qui donnent à cette partie terminale du feuillet latéral un aspect un peu différent, mais n'empêchent pas d'y reconnaître une dépendance, non
du bulbe, mais du cervelet comme nous l'avons déjà établi à propos
de la structure du bulbe.

On peut donc schématiquement concevoir le cervelet comme une
lame composée de deux moitiés qui se soudent plus ou moins sur la
ligne médiane. La plus grande partie de cette lame en s'épaississant,
se plissant, etc., formera le corps du cervelet ; mais son bord postérieur, qui circonscrit l'ouverture postérieure du quatrième ventricule,
se développera d'une façon particulière. La lèvre transversale ou supérieure de cette ouverture, en se repliant en dessous, deviendra la
lame transverse. Elle peut rester simple ou se plisser en long. Chacune
des lèvres latérales, au lieu de se terminer à pic sur les côtés du bulbe,
se termine très-obliquement en arrière, si obliquement, qu'elle de-

vient presque horizontale, et prend l'aspect d'un cordon du bulbe. Ce cordon, dans sa dernière portion, donne naissance à la branche supérieure du trijumeau.

L'étude microscopique du cervelet sur des coupes transversales et horizontales, montre qu'il possède au fond la même structure et la même disposition chez tous les Sélaciens, quoiqu'il soit en apparence assez différent chez les divers types. On comprendra bien cette disposition, si l'on songe que le cervelet est composé essentiellement de deux lames latérales, naissant des côtés du bulbe, et réunies entre elles sur la ligne médiane. Le rebord par lequel elles s'unissent, en partie par fusion de la couche corticale, en partie par quelques fibres transversales, s'épaissit, et forme en dessous de la ligne d'union, c'est-à-dire dans l'intérieur du ventricule, un double bourrelet médian. Les choses peuvent rester à cet état de simplicité, comme chez le *Scymnus*, par exemple, où le cervelet ne consiste qu'en une mince coque recouvrant un très-grand ventricule. Le bourrelet dont nous venons de parler est constitué presque uniquement par les granulations ou myélocytes. Mais ce bourrelet granuleux peut se développer bien davantage, au point même d'occuper la plus grande partie du ventricule. A mesure qu'il se développe, il se soude alors à la face interne de la lame cérébelleuse, qui, au lieu de rester simple comme elle l'était chez le *Scymnus*, peut présenter des plis plus ou moins nombreux. C'est ce qui a lieu chez les Raies, et beaucoup de Squales (*Carcharias*, *Galeus*, etc.). Le ventricule peut de la sorte être refoulé plus ou moins complétement vers le centre, et réduit à très-peu de chose, comme chez la Raie, ou conserver, quoique peu développé, des prolongements étroits qui vont très-loin, comme chez la Pastenague (voy. pl. XX, fig. 14, *d*).

Malgré leur forme en apparence bien différente, le cervelet de la Raie, qui paraît double, et celui du Requin, qui paraît simple, ne diffèrent guère dans leur disposition intérieure. La soudure médiane des deux moitiés latérales s'est faite chez le Requin à la surface du cervelet ; elle s'est faite chez la Raie au fond d'une scissure très-profonde, surtout en avant et en arrière, dans laquelle pénètre la pie-mère (pl. XXI, fig. 14, *e*), et c'est là seulement ce qui donne dans les deux cas un aspect différent à cet organe. Quant à sa complication et à son épaisseur chez ces deux poissons et chez d'autres, comparées à sa simplicité et à sa minceur chez le *Scymnus*, elle provient tout entière du développement intérieur de la masse de myélocytes.

3. Cerveau moyen (*lobes optiques, portion pédonculaire*). — On peut voir d'après la manière de diviser le cerveau que nous avons adoptée que nous nous proposons de décrire dans ce chapitre deux parties dont la description est souvent séparée par les auteurs : les lobes optiques et les pédoncules cérébraux. Mais ce sont là deux parties d'un même tout, le cerveau moyen, dont l'une, lobes optiques proprement dits, forme la partie supérieure ou le *toit*, tandis que les pédoncules forment la partie inférieure ou le *plancher* de la cavité ventriculaire que contient le cerveau moyen. Il y a tout avantage à réunir la description de ces parties, qui se continuent l'une dans l'autre sans limites tranchées.

Le cerveau moyen est creusé d'un ventricule sur la description duquel nous nous sommes suffisamment étendu dans le chapitre I. Nous passerons tout de suite à l'étude de la structure de cette région du cerveau. Si l'on fait une série de coupes transversales d'arrière en avant et qu'on les soumette à l'examen microscopique, on se rendra compte facilement de la difficulté qu'il y a à débrouiller cette structure. Les coupes qui paraîtront les plus faciles à interpréter sont celles qui passent dans la partie antérieure du lobe optique au niveau du point d'émergence du nerf moteur oculaire commun. C'est une de ces coupes faites sur le lobe optique d'un requin que nous prendrons pour point de départ de notre description.

L'ensemble de la coupe (voir pl. XXII, fig. 20) est presque cordiforme et l'on voit que la cavité ventriculaire y occupe un espace considérable. Cette cavité est subdivisée en deux parties, l'une supérieure transversale très-grande, l'autre inférieure allongée verticalement. Un pont de substance nerveuse sépare ces deux parties creuses. La fente transversale est la coupe du diverticulum antérieur très-dilaté du ventricule qui se termine un peu plus en avant en cul-de-sac (voir pl. XXI, fig. 19), tandis que la fente verticale représente la continuation du ventricule qui, devenu canaliforme, se rend obliquement en bas et en avant dans la région du cerveau intermédiaire. Le pont de substance nerveuse qui sépare les deux fentes est la coupe de la commissure intra-optique ou commissure postérieure. Toute la partie élargie, deux fois convexe, située au-dessus du ventricule et descendant sur les côtés jusqu'au niveau inférieur de la commissure, représente le *toit* ou lobe optique proprement dit. La partie plus étroite située au-dessous représente la portion pédonculaire, et l'on peut voir qu'aucune limite tranchée ne les sépare. La moitié inférieure de la portion verticale du ventricule, qui descend assez profondément entre ces pédoncules, est due à l'élargissement du sillon central qui se poursuit dans l'intérieur des cavités cérébrales depuis la pointe du quatrième ventricule jusque dans les lobes antérieurs. De même les sillons longitudinaux externes inférieur et supérieur se traduisent sur la coupe par des échancrures plus ou moins profondes, et dont la supérieure diminue beaucoup, sur la ligne médiane, l'épaisseur du toit.

Au premier abord on ne voit aucune délimitation tranchée entre la substance grise et la substance blanche, qui paraissent intimement mélangées l'une à l'autre. Seule la substance grise qui revêt les parois du ventricule a une limite externe nettement accusée. Cette substance grise périventriculaire est extrêmement riche en vaisseaux qui marchent parallèlement à sa surface libre. De ces vaisseaux superficiels partent des capillaires très-nombreux qui pénètrent dans la substance du lobe optique et qui le traversent dans toute son épaisseur en s'unissant à des capillaires semblables venus de la surface externe du cerveau. Ces capillaires partent de la face profonde de la substance grise ventriculaire en formant des arcades, de sorte que sur des coupes le bord externe de cette substance a un aspect dentelé.

Sur les côtés et dans la partie supérieure de la portion pédonculaire on voit de nombreuses cellules nerveuses très-petites, arrondies ou fusiformes, souvent entourées d'un petit espace clair, dont nous avons déjà donné la signification. Entre ces cellules, qui forment comme des traînées, marchent de minces tractus fibreux qui vont de haut en bas et d'arrière en avant, et dont on ne voit sur la coupe, par suite de leur obliquité en avant, qu'une longueur peu considérable. Ce sont les tractus d'origine des nerfs optiques.

D'autres cellules très-volumineuses, multipolaires, forment, de chaque côté du ventricule, dans la portion pédonculaire, un groupe particulier en relation avec les fibres radiculaires du nerf moteur oculaire commun, dont ce groupe est le noyau d'origine. Ces cellules, au nombre d'une quinzaine environ de chaque côté, au niveau de la plus grande épaisseur du noyau, sont assez écartées les unes des autres et leur volume, à l'inverse de ce qui a lieu chez les mammifères, est à peu près aussi considérable que celui des cellules motrices des autres nerfs. Ces cellules ont plusieurs prolongements dirigés les uns en haut, les autres en bas et d'autres en dehors. On peut, sur certaines coupes, suivre ceux-ci assez loin et jusque vers le milieu de l'épaisseur du pédoncule.

En dehors du noyau du nerf moteur oculaire commun existe un réseau de substance grise à mailles très-étroites dans lesquelles on aperçoit la coupe de fibres nerveuses longitudinales à moelle. Ces fibres sont en général d'une finesse extrême et l'on n'en trouve de plus volumineuses que dans le voisinage immédiat du noyau oculo-moteur. D'autres fibres longitudinales existent : 1° en dedans de ce même noyau, c'est-à-dire tout à fait au-dessous de la substance grise ventriculaire, où elles forment, de chaque côté, un faisceau arrondi relativement volumineux ; 2° en dehors, vers le bord externe de la coupe, où elles sont réunies en petits faisceaux.

Comme fibres transversales, nous avons à signaler tout à fait sur le bord inférieur des pédoncules un faisceau de fibres arciformes qui paraissent être la continuation de celles de la moelle allongée. Enfin dans la partie la plus antérieure du lobe optique, on peut voir au-dessous du ventricule un entre-croisement très-évident des fibres optiques qui se sont réunies en deux faisceaux très-volumineux.

Le toit du lobe optique consiste en une substance fondamentale finement granuleuse, dans laquelle sont plongées et plus ou moins mélangées ensemble de très-petites cellules réduites probablement à un noyau et de fines fibres longitudinales. Il est donc difficile de distinguer réellement plusieurs couches bien limitées. La zone la plus externe, purement névroglique, paraît dépourvue d'éléments figurés. La zone interne est constituée par la substance grise ventriculaire dont nous avons déjà parlé. Entre les deux et formant pour ainsi dire toute l'épaisseur de la voûte optique, est une couche moyenne dans laquelle on distingue la coupe de très-nombreux faisceaux de fibres longitudinales. Entre ces faisceaux sont de petits éléments cellulaires semblables à ceux que nous avons mentionnés dans la portion pédonculaire. Au-dessous de cette épaisse couche moyenne, c'est-à-dire entre elle et la substance grise ventriculaire, est une zone très-distincte de fibres nerveuses transversales qui réunissent les deux moitiés de la voûte optique. Ces fibres paraissent se perdre de chaque côté dans l'épaisseur de la paroi latérale du lobe optique. Enfin les fibres transversales très-nettes qui forment la commissure représentée en c. p., fig. 20, pl. XXII, doivent être considérées comme appartenant au système des fibres transversales supérieures qui ont suivi le toit du lobe optique dans son recourbement en avant et en bas.

Les fibres obliques en bas et en dehors du tractus optique remontent dans la partie latérale du lobe optique jusqu'au niveau de la voûte et les petites cellules se continuent directement de la portion pédonculaire dans la voûte.

Je dois signaler ici une source de difficultés dans l'étude microscopique des centres nerveux des Plagiostomes qui n'a nulle part plus d'inconvénients que dans les lobes optiques, dont la structure est déjà si difficile à saisir. C'est la présence d'un lacis très-serré de capillaires sanguins gorgés de globules qui gênent considérablement pour l'examen du tissu nerveux. En quelques points, les globules, par l'effet de la section ou de quelque rupture, paraissent épanchés dans la substance nerveuse et comme on ne voit pas autour d'eux les parois du vaisseau, on peut prendre leurs noyaux qui sont surtout bien apparents, pour des éléments cellulaires appartenant à la substance nerveuse. Mais ces derniers ont, en général, un volume supérieur ; l'espace clair qui les entoure est sans paroi et limité par un contour simple très-fin et comme ponctué ; le corps cellulaire des globules qui reste clair aussi est limité au contraire par un trait fort net à deux contours.

La structure fondamentale de la partie postérieure des lobes optiques est la même que celle que nous venons de décrire sur une coupe faite au niveau de l'émergence du nerf oculo-moteur. La seule différence notable est qu'on ne trouve plus, dans la portion la plus reculée, ces fibres obliques en bas et en avant qui sont l'origine du nerf optique. Extérieurement le lobe optique commence à proprement parler en arrière immédiatement en avant du point d'émergence du nerf pathétique. Sa structure intime revêt aussi son caractère particulier à partir de ce point, du moins pour la voûte, car la portion pédonculaire continue la portion commissurale sans présenter d'abord aucune modification importante. Ce n'est que plus en avant qu'on peut constater quelque différence. Derrière l'entre-croisement des fibres du nerf pathétique on retrouve la structure du cervelet.

La portion antérieure du lobe optique ne s'éloigne guère non plus de la description que nous avons faite. Nous devons signaler quelques particularités au niveau du passage du lobe optique dans la partie située en avant, c'est-à-dire le cerveau intermédiaire ou troisième ventricule. Le sillon longitudinal supérieur devient plus profond entre les deux moitiés de la voûte optique, puis les fibres transversales de la commissure disparaissent, et le ventricule n'est plus recouvert en haut que par la substance grise qui revêt ses parois. Enfin celle-ci disparaît aussi sur la ligne médiane et le ventricule reste ouvert en haut (voy. pl. XXII, fig. 25-27).

Sur les parties latérales on voit les tractus du nerf optique devenir de plus en plus compactes et s'entre-croiser en bas sur la ligne médiane. Au-dessous de cet entre-croisement très-manifeste et qu'on peut constater avec la plus grande facilité chez la Pastenague, se trouve la coupe des lobes inférieurs dont la substance paraît se continuer immédiatement avec celle du lobe optique, mais qui appartiennent en réalité à la région du cerveau située en avant du lobe optique, où nous allons les décrire.

4. CERVEAU INTERMÉDIAIRE (*région du troisième ventricule, lobes inférieurs, glande pituitaire*). — Cette partie de l'encéphale des Plagiostomes est, nous l'avons vu précédemment, constituée par une gouttière plus ou moins longue et plus ou moins profonde qui fait communiquer les lobes optiques en arrière avec les lobes antérieurs en avant. Sa cavité est la continuation du ventricule optique dont la voûte s'est successivement amoindrie, puis a disparu. Des coupes transversales faites à divers niveaux nous montreront comment il est constitué.

Si nous étudions d'abord une coupe passant par la partie moyenne, c'est-à-dire au niveau du chiasma des nerfs optiques, chez la Raie par exemple, nous voyons que cette partie a une structure relativement beaucoup plus simple que les précédentes, puisqu'elle est réduite en quelque sorte au plancher des lobes optiques, c'est-à-dire aux pédoncules cérébraux dont elle est, à proprement parler, la continuation. Nous observerons d'abord une différence assez tranchée dans la couleur de la substance qui entoure immédiatement la fente ventriculaire comparée à celle du reste de la coupe beaucoup plus claire. La première est en effet la substance grise assez épaisse à ce niveau qui recouvre toutes les cavités cérébrales et qui présente ici, dans une substance fondamentale finement fibrillaire, un certain nombre de petites cellules nerveuses et de nombreux noyaux. En dehors de cette couche grise on voit la coupe de nombreuses fibres à direction longitudinale, dont la plupart proviennent de la portion pédonculaire et quelques-unes des lobes optiques et se rendent dans les lobes antérieurs. Il est possible aussi qu'un certain nombre de fibres naissent dans la substance grise du troisième ventricule. La partie inférieure de la coupe est occupée par des fibres transversales formant un arc concave en haut; ces fibres appartiennent au chiasma.

Les coupes faites immédiatement en avant du chiasma nous mon-trent les mêmes détails dans les parties latérales de la gouttière, mais le plancher de la gouttière s'est considérablement amoindri au point de ne plus consister qu'en une mince lamelle très-peu résistante et qui se détruit facilement. Cette mince lamelle qui réunit à peine les pédoncules (voy. pl. XXII, fig. 22) est la *lamina terminalis*. Elle repré-sente ce que les anthropotomistes appellent la lamelle triangulaire des nerfs optiques, qui s'étend du bec du corps calleux et du quadri-latère perforé au chiasma optique et dont la partie moyenne est si mince, qu'elle laisse voir par transparence la cavité du troisième ven-tricule. Chez les Plagiostomes la *lamina terminalis*, qui est le prolon-gement de la partie moyenne de la face inférieure des lobes antérieurs n'est constituée que par une substance grise contenant de petites cellules nerveuses arrondies et des noyaux cellulaires.

Le cerveau intermédiaire, avons-nous dit, a la forme d'une gouttière recouverte en haut par les membranes encéphaliques. Chez l'embryon cependant il est constitué, comme les autres parties du cerveau, par une vésicule absolument close. Mais la voûte de cette vésicule au lieu de s'épaissir par le progrès du développement, s'atrophie au contraire et disparaît, de sorte que son ventricule n'a plus de toit propre, mais un toit vasculo-membraneux formé par la pie-mère, comme on peut le voir avec la plus grande facilité chez la Raie. Chez le *Scyllium ca-nicula* le toit nerveux ne disparaît pas complétement et l'on peut voir sur une coupe passant immédiatement en avant du chiasma que le ventricule est fermé en haut par une lame nerveuse très-évidente, quoique relativement assez mince (voy. pl. XXII, fig. 22). Par-dessus cette lame nerveuse on reconnaît la pie-mère. Cette lame nerveuse n'existe pas sur toute la longueur du cerveau intermédiaire, mais seu-lement vers sa partie moyenne, formant ainsi une bandelette qu'on pourrait, peut-être jusqu'à un certain point, assimiler à la commissure moyenne grise du troisième ventricule des mammifères.

L'extrémité la plus antérieure du cerveau intermédiaire ne présente pas, au point de vue de sa structure, de particularité bien notable. Il n'en est pas de même de l'extrémité postérieure, qui se continue avec les lobes optiques. Nous avons dit comment la voûte de ceux-ci dis-paraît. Les coupes faites immédiatement en avant des lobes optiques passent par les deux petits tubercules pédiculés qui s'avancent en haut sur la ligne médiane jusqu'au contact l'un de l'autre et constituent comme un petit pont au-dessus de la gouttière ventriculaire. Elles passent aussi en bas par les lobes inférieurs et par le prolongement dirigé en arrière du troisième ventricule que nous avons désigné sous le nom d'*infundibulum*. Elles intéressent aussi dans leur centre la base du chiasma des nerfs optiques ; ces coupes sont donc assez compliquées. La partie supérieure d'une coupe faite à ce niveau est représentée pl. XXII, fig. 21. On voit que les deux petits tubercules qui sont ici presque sessiles ont la même structure que la partie située au-dessus qui représente la partie antérieure du lobe optique après que la commissure et la substance grise du ventricule ont disparu, comme l'indique la figure 27, pl. XXII. On y reconnaît des amas de petites cellules arrondies, desquels partent des fibres qui vont se réunir de chaque côté aux tractus optiques. Ces petits tubercules contribuent donc à donner naissance aux nerfs optiques, mais ils n'en sont qu'une origine accessoire et non la racine principale, comme l'a cru A. Duméril. Au-dessous de ces tubercules est la coupe du troisième ventricule entouré de sa substance grise. Immédiatement en dehors et au-dessous de celle-ci, est la coupe des pédoncules cérébraux composés de faisceaux de fibres longitudinales et présentant de chaque côté les faisceaux devenus compactes des fibres optiques qui s'entrecroisent en bas sur la ligne médiane et constituent à ce niveau la partie postérieure ou adhérente du chiasma. Enfin, à la partie inférieure, plus ou moins fondus dans le plancher du cerveau intermédiaire, sont les lobes inférieurs, dont la substance paraît très-semblable à celle dans laquelle sont immédiatement plongés les tractus optiques. Ces tractus forment en quelque sorte, à ce niveau, la limite supérieure de ces lobes qui sont pleins sur la coupe que nous étudions.

Lobes inférieurs. — Des coupes faites plus en arrière nous montreront une disposition différente des lobes inférieurs qui sont alors creusés d'une cavité plus ou moins développée, telle que nous la présente, par exemple, chez la Pastenague, la figure 18, pl. XX. Mais ces coupes sont faites en réalité sur les lobes optiques, et les lobes inférieurs appartiennent, avons-nous dit, au cerveau intermédiaire.

Pour démontrer cette connexion nous choisirons l'Ange, chez lequel la forme primordiale de ces lobes n'a point été altérée. Tous les auteurs se sont trompés à propos des lobes inférieurs de ce poisson. Ils ne sont pas, comme le dit Duméril, transformés en une bourse vasculaire ; ils ne sont pas creusés d'une grande cavité communiquant largement avec l'infundibulum. Ce que les auteurs ont ainsi pris pour les lobes inférieurs n'est que le sac vasculaire, qui, chez l'Ange, a, il est vrai, des parois plus épaisses que chez les autres, ce qui tient.à ce que, chez lui, toute la pie-mère a une épaisseur considérable. Elle est devenue en quelque sorte beaucoup plus fibreuse que vasculaire et les nombreux vaisseaux qu'elle contient affectent souvent la disposition de sinus comparables à ceux de la dure-mère chez les mammifères.

Les lobes inférieurs existent donc comme chez les autres Plagiostomes, mais ils sont peu développés et traversés par un infundibulum vertical qui, à sa partie inférieure, s'évase de nouveau en un large entonnoir à base inférieure. Ce sont les parois mêmes de cet entonnoir qui constituent les lobes inférieurs, et c'est le rebord légèrement épaissi de l'orifice qui forme la faible saillie que font ces lobes à la partie inférieure du cerveau. Comme cet orifice est relativement très-large, le pédicule de la glande pituitaire (dont les appendices vasculaires sont surtout très-développés), qui s'insère sur cet orifice, est aussi très-large et masque en grande partie les lobes inférieurs, qui ne constituent pour ainsi dire que la lèvre épaissie de l'orifice. C'est ce faible volume des lobes inférieurs, joint à la dimension considérable de l'infundibulum qui les traverse qui a trompé les auteurs.

En même temps, mieux que chez aucun autre poisson, on peut, sur des coupes transversales examinées au microscope, acquérir la conviction que ces lobes ne sont autre chose que l'épaississement inférieur de la substance grise qui forme les parois de l'infundibulum et de la partie antérieure du ventricule optique et qu'ils sont absolument homologues du *tuber cinereum*. On y trouve donc, au milieu d'une substance fondamentale, les petites cellules arrondies avec les noyaux que nous avons déjà maintes fois signalés (voy. pl. XXII, fig. 25 *li.*).

Chez les Squales, chez les Raies, les lobes inférieurs, beaucoup plus développés, empiètent sur les lobes optiques. On peut voir sur des coupes longitudinales que l'infundibulum qui les traverse est dirigé très-obliquement ou même horizontalement en arrière. On voit aussi que de même qu'il se continue en haut avec le ventricule optique (voy. pl. XXI, fig. 18), les lobes inférieurs se continuent avec la substance du lobe optique. On peut supposer que ces lobes faisaient primitivement saillie directement en bas, puis que, repoussés en arrière, ils se sont soudés sur une certaine étendue avec la face inférieure du lobe optique et enfin que, sur la ligne médiane, la cloison qui séparait alors le ventricule optique de l'infundibulum a disparu et que ces deux cavités ont communiqué ensemble plus ou moins largement. Mais, vers l'extrémité postérieure de l'infundibulum, la communica-

tion que nous venons de signaler entre lui et le ventricule optique
cesse, et sur une coupe un peu en arrière du point que représente la
figure 18 on voit deux cavités très-inégales, l'une, supérieure, très-
grande, est celle du ventricule optique, l'autre, située au-dessous,
beaucoup plus petite et toujours en rapport avec la pituitaire, est celle
de l'infundibulum.

Sans recourir d'ailleurs à cette hypothèse, on peut admettre que si
l'infundibulum est en réalité commun au troisième ventricule et au
ventricule optique, c'est que la voûte du cerveau moyen ou des lobes
optiques s'avance beaucoup plus en avant que son plancher ou portion pédonculaire et surplombe en quelque sorte au-dessus du cerveau
intermédiaire. Il faudrait donc considérer comme appartenant en
réalité au troisième ventricule seul toute la partie du plancher optique
située en avant du bord postérieur de l'infundibulum. Ce qui montre
qu'il doit en être ainsi, c'est que chez les vertébrés supérieurs l'origine apparente du nerf oculo-moteur commun marque la limite postérieure du troisième ventricule. Or, la position constante de ce nerf
chez nos poissons un peu en arrière des lobes inférieurs, nous permet
de reculer jusqu'à lui la limite postérieure du cerveau intermédiaire,
dont les lobes inférieurs deviennent ainsi une dépendance exclusive.
Chez les vertébrés supérieurs, il se passe d'ailleurs un fait inverse,
je veux dire que, par suite du faible développement de la voûte du
cerveau moyen qui forme les tubercules jumeaux, cette voûte se
trouve en quelque sorte en retrait au-dessus du plancher qui forme
les pédoncules cérébraux, extrêmement développés au contraire. Me
rapprochant donc en cela de l'opinion de J. Müller et von Baër, dé-
fendue aussi par Osc. Schmidt, je pense qu'il faut voir dans la partie
antérieure du ventricule optique et de son plancher une partie du
ventricule moyen, mais non tout ce ventricule, comme ils l'ont dit.

Hypophyse. — Au cerveau intermédiaire se rattache un petit organe
en quelque sorte surajouté, mais dont la constance dans la série des
vertébrés est plus grande encore que celle de la glande pinéale. C'est
l'hypophyse ou *glande pituitaire*, située au-dessous des lobes inférieurs,
avec son appendice, le sac vasculaire. Elle est en général très-développée chez les Plagiostomes, et nous ne reviendrons pas sur les différences qu'elle peut présenter chez les divers genres. Sa structure, qui
diffère essentiellement de celle du tissu nerveux, a fait d'abord soup-
çonner qu'elle ne devait pas se développer de la même façon que ce
dernier, mais on n'a pas pu s'entendre encore sur sa véritable origine

embryogénique. Quoi qu'il en soit, une étude superficielle montre d'abord que c'est bien réellement une glande. Sur des préparations plus complètes faites sur l'hypophyse de la Raie ou de la Pastenague, on constate que la glande est entourée d'une coque assez mince de tissu conjonctif, de la face interne de laquelle partent des prolongements délicats pénétrant dans l'intérieur, et formant comme une sorte de stroma spongieux dans lequel est logée la substance glandulaire. Ces prolongements conjonctifs portent des artères qui, dans les interstices de la substance glandulaire, se résolvent en un réseau capillaire très-riche duquel partent ensuite de nombreuses veines.

La substance glandulaire consiste en tubes clos enroulés et circonvolutionnés dont le diamètre varie de $0^{mm},015$ à $0^{mm},007$. Dans l'hypophyse de la Raie et de la Pastenague (pl. XXII, fig. 28), ces tubes sont tellement enroulés et pressés les uns contre les autres, qu'il est difficile de suivre le même un peu loin. Ils sont constitués par une mince membrane propre et contiennent des cellules épithéliales cylindriques, fusiformes ou arrondies qui les remplissent presque entièrement, ne laissant qu'une petite lumière au centre du canal, qui est quelquefois même complétement oblitéré. Cette description, on le voit, rappelle presque complétement la structure de certaines glandes vasculaires sanguines à éléments tubulés des vertébrés supérieurs et en particulier des capsules surrénales. C'est en effet à cet ordre d'organes qu'appartient le corps pituitaire. Le prolongement linguiforme, qui va jusqu'au chiasma des nerfs optiques, ne diffère pas dans sa structure du corps de la glande.

Cette glande est rattachée à la face inférieure du cerveau par un pédoncule ou tige pituitaire plus ou moins long et assez large. On peut le voir figuré en *tp*, fig. 28. Ce pédicule, creusé d'une cavité, qui se continue inférieurement avec celle de l'infundibulum, s'insère sur les lèvres qui limitent l'orifice inférieur de celui-ci. Sa substance fait suite à celle des parois de l'infundibulum et reproduit sa structure. La tige pituitaire est fermée à son extrémité inférieure et le ventricule cérébral ne communique point avec l'intérieur de la glande pituitaire. C'est donc en réalité à l'extrémité inférieure aveugle de la tige pituitaire qu'est rattachée l'hypophyse par de minces tractus celluleux.

C'est cette nature glandulaire du corps de l'hypophyse, nerveuse de son pédicule, qui a été la source des divergences d'opinion sur l'origine embryogénique de cet appendice. Müller et Stannius l'ont considéré comme une portion modifiée du cerveau et le font provenir de l'infundibulum. Rathke et beaucoup d'autres après lui, le font naître d'une involution du feuillet glandulo-pharyngien; His, de l'extrémité antérieure de la corde dorsale; Reichert, d'une hypertrophie de la pie-mère. L'examen microscopique montre que la première et la seconde opinion sont vraies chacune en partie, la première pour la tige, la seconde pour le corps de la glande. L'épithélium qu'elle contient provient de l'involution pharyngienne et ne se continue nulle part avec celui du ventricule cérébral.

Les sacs vasculaires sont constitués par une membrane fibro-vasculaire, plus ou moins épaisse suivant les genres, dont la face interne est revêtue d'un épithélium cylindrique et dont l'épaisseur est occupée par des vaisseaux qui se touchent presque tous et qu'on rencontre en général gorgés de globules. Sur une coupe mince cette membrane, véritablement plus vasculaire que fibreuse, se montre criblée de trous qui représentent la coupe des vaisseaux. La cavité des sacs vasculaires est remplie de masses épithéliales plus ou moins altérées.

5. CERVEAU ANTÉRIEUR (*lobes antérieurs*). — Les lobes antérieurs forment une masse impaire creuse chez beaucoup de Squales, pleine chez les Raies, dont la structure est assez simple. Au milieu d'une substance fondamentale finement granuleuse sont plongées de nombreuses cellules, fusiformes, pyriformes ou complétement arrondies, et des noyaux libres disséminés. La plupart de ces cellules sont arrondies et entourées d'une lacune claire que nous connaissons. Si, après le durcissement, elles ne montrent pas en général de prolongements, il ne faudrait pas en conclure qu'elles sont toutes apolaires; car, par la dissociation à l'état frais, on met parfaitement ces prolongements en évidence. Lorsqu'il existe un ventricule bien développé on reconnaît que la plupart de ces cellules sont situées en couche épaisse au côté de la paroi de ce ventricule, tandis qu'elles sont peut-être un peu moins nombreuses à la périphérie. De même, chez la Raie, ces cellules paraissent surtout accumulées vers le centre du lobe, mais la couche corticale [en contient aussi un grand nombre.

Des coupes faites sur la partie postérieure des lobes antérieurs, c'est-à-dire au niveau de leur continuité avec le troisième ventricule, montrent dans la partie inférieure la section des fibres longitudinales des pédoncules cérébraux qui, réunies en une seule masse, pénètrent dans les lobes antérieurs pour se perdre au milieu de leur substance. Au-dessous de ces faisceaux longitudinaux, on voit des fibres transversales à disposition arciforme, qui doivent être considérées comme représentant le système de la commissure antérieure du cerveau, mais plus particulièrement, peut-être, l'étage inférieur de ce système connu sous le nom de *commissura baseos alba*. Une très-mince couche de substance grise à la face inférieure de ces lobes, sur la ligne médiane, se continue avec celle de la *lamina terminalis*, que nous avons vue dans le plancher de la partie antérieure du troisième ventricule.

Les nerfs olfactifs qui naissent des lobes antérieurs ne paraissent pas provenir de cellules bien différentes de celles qui constituent le reste de ces lobes. Quand il n'y a pas pour ainsi dire de ventricule antérieur, comme chez la Raie, ces nerfs naissent d'une accumulation de cellules assez considérable située dans les parties latérales de ces lobes. Les fibres du nerf olfactif sont dépourvues de myéline. Dans la masse nerveuse où elles prennent naissance, elles s'entremêlent et s'entortillent en quelque sorte d'une façon très-irrégulière. Elles quittent ensuite les lobes antérieurs en formant un processus olfactif, plein chez la Raie, creux chez beaucoup de Squales, qui présente dans le bulbe olfactif une disposition intéressante que Leydig a fait connaître et sur laquelle nous n'avons pas à insister ici.

Le ventricule rudimentaire ou très-développé dont sont creusés les lobes antérieurs se continue en arrière avec le ventricule moyen par un orifice qu'on peut comparer aux trous de Monro. Il est tapissé du même épithélium que les autres cavités cérébrales, épithélium qu'on voit se continuer aussi sur le prolongement de la pie-mère qui pénètre dans ce ventricule et qui est tout à fait analogue aux *plexus choroïdes* des ventricules latéraux des mammifères. Ce prolongement pie-mérien est constitué en effet par un lacis de capillaires artériels et veineux. J'y ai observé en outre un grand nombre de granulations, pédiculées pour la plupart, qui en augmentent beaucoup les dimensions. Parmi ces granulations j'en ai vu qui contenaient, au milieu d'un liquide, des lamelles cristallines losangiques fort nettes.

DEUXIÈME PARTIE.

DES RÉSULTATS FOURNIS PAR LES DIFFÉRENTES MÉTHODES
A LA DÉTERMINATION DES HOMOLOGIES DU CERVEAU DES POISSONS
EN GÉNÉRAL.

I

REVUE HISTORIQUE ET CRITIQUE DES DÉTERMINATIONS QU'ONT REÇUES
LES DIVERSES PARTIES DE CE CERVEAU.

On peut diviser en trois ou quatre groupes principaux les auteurs
qui ont cherché à établir la détermination homologique des diverses
parties du cerveau des poissons, depuis Camper en 1761.

Les auteurs du premier groupe, considérant les trois segments principaux de ce cerveau : lobes antérieurs, lobes optiques, cervelet, ont
regardé les lobes antérieurs comme lobes olfactifs, et les lobes optiques comme représentant plus ou moins complétement les hémisphères cérébraux avec leurs ganglions intérieurs. La détermination
du troisième segment comme cervelet ne laissait aucun doute. Cette
opinion, qui est la plus ancienne et qui s'impose en quelque sorte à
l'esprit, si l'on s'en tient aux ressemblances extérieures, sans envisager
les parties aux points de vue de leur développement, de leurs connexions et de leur structure, a trouvé des partisans jusque dans ces
dernières années. Mais le plus grand désaccord règne sur l'interprétation des parties secondaires.

Venue plus tard, la deuxième opinion était le fruit d'études em-
bryogéniques et morphologiques instituées avec une grande sagacité
et constituait un progrès considérable. C'est celle qui nous paraît le
plus se rapprocher de la vérité, et elle a été adoptée par un grand
nombre d'auteurs. La détermination du cervelet ne change pas, mais
les lobes optiques sont considérés comme représentant simplement
les tubercules quadrijumeaux, tandis que les lobes antérieurs deviennent homologues des hémisphères cérébraux.

Une troisième opinion, qui n'est, à vrai dire, qu'une modification
de la précédente, considère les lobes optiques comme représentant à
la fois la région du troisième ventricule et les tubercules quadrijumeaux.

La quatrième opinion, venue tout récemment d'Allemagne, fait des lobes optiques l'homologue de la région du troisième ventricule, et du cervelet les tubercules quadrijumeaux ! Quant au cervelet, il n'y en aurait pas ou il serait très-rudimentaire. Nous allons donner quelques détails sur ces divers groupes d'opinions.

1° Camper (1761) et Haller (1766) sont les seuls, parmi les anciens auteurs, qu'on puisse faire entrer dans cette revue historique. C'est à Camper, en effet, que revient le mérite d'avoir, le premier, essayé de comparer le cerveau des poissons à celui des mammifères, et il est vraiment le père de la première opinion. Haller poussa plus loin qu'aucun de ses devanciers l'anatomie du cerveau des poissons, mais il employa de mauvaises dénominations et désigna souvent une même partie par plusieurs noms. Quoiqu'il ait dit qu'il n'attachait aucune idée d'homologie à ces désignations, on peut voir qu'il se rapproche, en somme, de l'opinion de Camper.

Cuvier, dans la première édition de ses *Leçons d'anatomie comparée* (1800), adopta la manière de voir de Camper. Il nomma corps cannelé ou strié ce que Haller appelait *torus semicircularis*, et considéra, pour la première fois, les lobes inférieurs comme des couches optiques, au lieu d'y voir, comme ses prédécesseurs, des tubercules mamillaires.

En 1820, Kuhl, Treviranus et Fenner [1] reproduisirent dans ses traits principaux l'opinion acceptée par Cuvier. Treviranus regarda cependant les lobes antérieurs comme la partie antérieure des hémisphères dont les lobes optiques formaient la partie postérieure. Ces lobes optiques représentaient pour lui les couches optiques et les tubercules quadrijumeaux soudés en une masse commune, tandis que les *tori semicirculares* et le tubercule médian représentaient les corps striés et les cornes d'Ammon. Dans un travail postérieur (1831) il modifia seulement ces dernières déterminations.

En 1828, Cuvier, dans son *Histoire naturelle des poissons*, maintint, malgré les travaux d'Arsaky, de Tiedemann, de Serres, sa première opinion et discuta à fond la question des homologies. Nous examinerons un peu plus loin les arguments qu'il a fait valoir. Au point de vue purement anatomique son travail est d'ailleurs beaucoup moins complet que certains travaux plus anciens.

---

[1] Pour un historique plus détaillé et pour les indications bibliographiques anciennes, voir Cuvier et Valenciennes, t. I; Baudelot, *Anat. comparée de l'encephale des poissons*, in *Mémoires de la Soc. d'hist. nat. de Strasbourg*, 1869; A. Duméril, *Hist. nat. des poissons.*

Gottsche publia en 1835 une importante monographie (in *Archiv für Anatomie*, von J. Müller, 1835) sur l'anatomie comparée du cerveau des poissons à arêtes. C'est un travail purement descriptif, mais très-riche de détails, dans lequel l'auteur adopte l'opinion de Cuvier : quant aux ouvrages d'Arsaky et surtout de Serres, il n'a point assez de sarcasmes contre eux. Il arrive d'ailleurs, grâce à des préparations artificielles, à trouver dans le cerveau des poissons, un corps calleux, une voûte à trois piliers, une couche optique, des tubercules quadrijumeaux, une couronne rayonnante de Reil, un pont de Varole ; mais il ne trouve rien pour le corps strié et laisse les lobes inférieurs indéterminés.

L'opinion de Gottsche a été à peu près reproduite, il y a peu de temps encore, dans un mémoire envoyé à l'Institut pour le concours de 1864, par Mayer[1]. Pour lui, les trois parties du cerveau humain prosencéphale, mésencéphale et épencéphale, correspondent chez les poissons à ce qu'il appelle lobes olfactifs (lobes antérieurs des auteurs), lobe optique et lobe du cervelet. Mais ces trois parties du cerveau des poissons présentent des degrés différents dans leur développement interne et externe. Chez les cartilagineux, le lobe olfactif (antérieur des auteurs) se développe en un hémisphère cérébral de sorte que le prosencéphale forme un hémisphère olfactif ou un *cerveau olfactif*. Chez les osseux, le lobe optique se transforme en un hémisphère cérébral et leur mésencéphale représente un hémisphère optique ou un *cerveau optique*. L'épencéphale forme le cervelet. Quant aux parties intra-optiques, il les détermine comme Gottsche, moins les lobes inférieurs non déterminés par ce dernier et dont il fait des tubercules mamillaires.

Dans un mémoire envoyé aussi au concours de l'Institut de 1864, M. Hollard[2] adopte en quelque sorte une opinion mixte, en ce sens qu'il considère les lobes antérieurs comme homologues des hémisphères cérébraux. Mais, pour la première fois, il fait des lobes inférieurs des corps striés en se fondant sur une disposition anatomique particulière qu'il aurait découverte et qui consisterait dans le passage à travers ces lobes de faisceaux de fibres venant des pédoncules cérébraux (plancher de lobe optique) et remontant vers les lobes antérieurs. Il est bien étrange qu'une disposition anatomique qu'on peut constater

---

[1] *Ueber den Bau des Gehirns der Fische*, in *Verhandlungen der K. Leopold. Carol. Akademie der Naturforscher*, Bd. XXX, Dresden, 1864.

[2] HOLLARD, *Structure et Homologies de l'encéphale des poissons*, in *Journal de l'anat. et de la physiol.* de Ch. Robin, année 1866.

à l'œil nu ait échappé à tous les anatomistes qui ont étudié le cerveau depuis un siècle, surtout dans les lobes inférieurs qui, toujours, ont particulièrement attiré l'attention des zootomistes. Mais, l'auteur lui-même ne paraît pas bien fixé sur sa découverte, car il dit : « Je n'ai pu encore me rendre un compte bien exact de la manière dont se comportent dans les lobes inférieurs les faisceaux qui les traversent.» Les lobes optiques sont pour lui des couches optiques creuses et réunies sur la ligne médiane, contenant dans leur intérieur les tubercules quadrijumeaux. Nous montrerons plus loin toutes les inconséquences de cette manière de voir. Les origines des nerfs et la structure intime n'ont pas été traitées par l'auteur, non plus que le développement.

2° C'est dans une thèse soutenue à Halle, en 1813, par un médecin grec, Apostolus Arsaky, que fut, pour la première fois, développée la deuxième opinion, qui considère les lobes antérieurs comme représentants des hémisphères, et les lobes optiques comme représentants des tubercules quadrijumeaux. Arsaky était arrivé à ce résultat d'une importance considérable en comparant le cerveau des poissons à celui des embryons des animaux supérieurs. Il ouvrit ainsi la voie dans laquelle entrèrent peu de temps après Tiedemann (1816) et Serres (1821), qui arrivèrent aux mêmes conclusions que lui, en ce qui regarde les lobes antérieurs et les lobes optiques.

Serres étendit ces recherches d'embryogénie comparée à toutes les classes de vertébrés et s'attacha à démontrer, avec Tiedemann, que les formes transitoires de l'encéphale des embryons, chez les vertébrés supérieurs, et les formes permanentes de cet organe, chez les vertébrés inférieurs, sont la répétition les unes des autres. Le grand volume et la cavité des tubercules quadrijumeaux dans les fœtus de mammifères le déterminèrent, comme Arsaky, à considérer chez les poissons les lobes placés au-devant du cervelet comme homologues de ces tubercules. Il insista aussi, d'une façon toute particulière, sur les preuves tirées du *principe des connexions*, preuves qui viennent à l'appui de celles que fournit l'embryologie comparée. Mais il se sépara d'Arsaky au sujet des lobes inférieurs dont il fit, non plus des tubercules mamillaires (un des caractères pour lui du cerveau humain), mais une dépendance des nerfs de la vision et qu'il nomma lobules optiques.

Desmoulins, à la même époque (1821), accepta complétement l'opinion d'Arsaky.

Carus, qui l'avait aussi acceptée dès 1814 et qui s'efforça de la consolider dans diverses publications, 1828, 1834 (*Lehrbuch der Zootomie*) la compléta, en effet, par une détermination très-vraisemblable des lobes inférieurs. Pour lui, ces lobes sont une expansion de la masse grise de l'infundibulum proportionnée au volume du corps pituitaire ; ils correspondent donc, non aux tubercules mamillaires, mais au tubercule cendré du cerveau des vertébrés supérieurs. Quant aux renflements contenus dans les lobes optiques des Téléostéens, il les considéra comme des ganglions d'origine du nerf optique.

L'ouvrage de Natalis Guillot (1844) est loin d'apporter aucune lumière nouvelle à la question des homologies du cerveau des poissons. Sous une terminologie qui en rend la lecture difficile, on peut voir qu'il fait des lobes antérieurs les représentants de la couche corticale des hémisphères et des lobes optiques des tubercules quadrijumeaux. Mais, au mépris du principe des connexions, il met les couches optiques dans les lobes inférieurs. Son travail est en outre incomplet en ce qui concerne le cerveau des poissons et on y trouve un certain nombre de vues inacceptables.

En 1864, dans le cours qu'il a fait au Muséum, M. Vulpian a consacré une leçon à l'exposition de la structure du cerveau des poissons. Ses nombreuses recherches sur ce sujet, consignées dans un mémoire resté malheureusement inédit et dont on trouvera la substance dans la trente-quatrième de ses *Leçons sur la physiologie du système nerveux*, l'ont amené à partager l'opinion d'Arsaky dans ce qu'elle a d'essentiel. Ce fait est d'autant plus important à signaler que ses premières recherches l'avaient conduit à un résultat fort différent, comme l'a fait remarquer lui-même le savant professeur.

En 1865, Baudelot (*Etude sur l'anatomie comparée de l'encéphale des poissons*), en 1867, Stieda (*loco citato*) ont également adopté cette manière de voir.

3° La troisième opinion, avons-nous dit, n'est qu'une modification de la deuxième. Elle ne porte que sur les lobes optiques, qui, au lieu d'être regardés comme simplement homologues des tubercules quadrijumeaux, représenteraient à la fois le lobe du troisième ventricule et les tubercules jumeaux soudés ensemble. C'est Joh. Müller qui a le premier (1835) cherché à établir cette double homologie, que, deux ans plus tard, von Baër défendait aussi en se fondant sur l'embryogénie. Plus récemment (1865) Oscar Schmidt l'a aussi adoptée (*Vergleich. Anatomie*).

DÉSIGNATION.	1 LOBES ANTÉRIEURS.	2 RÉGION DU 3e VENTRICULE.	a LOBES INFÉRIEURS.	3 LOBES OPTIQUES.
Cuvier, 1800.........	Lobes olfactifs.	»	Couches optiques.	Hémisphères cérébraux.
Treviranus, 1820.....	Hémisphères (partie antér.).	»	»	Hémisphères (partie postér.).
Gottsche, 1835.......	Lobes olfactifs.	»	?	Hémisphères.
Mayer, 1864.........	Hémisphères olfactifs.	»	Tub. mamillaires.	Hémisphères optiques.
Hollard, 1865........	Hémisphères (lobule de l'Insula).	»	Corps strié.	Couche optique.
Arsaky, 1813.. ...... Tiedemann, 1816..... Serres, 1821..........	Hémisphères.	»	Tub. mamillaire (Arsaky). Lobules optiq. (Serres).	Tub. 4-jumeaux.
N. Guillot, 1844......	Hémisphères (couche corticale).	Corps strié.	Couche optique.	Tub. 4-jumeaux.
Carus, 1814.......... Vulpian, 1862........ Baudelot, 1865...... Stieda, 1867..........	Hémisphères.	Lobe du 3e ventricule. Couche optique?	Tubercinereum.	Tub. 4-jumeaux.
J. Müller, 1835....... V. Baër, 1837........ Osc. Schmidt, 1865...	Hémisphères.	»	»	Lobe du 3e ventricule et tub. 4 jumeaux soudés ensemble.
Miklucho - Maclay, 1867-1870.......... Gegenbaur, 1870-1874.	Hémisphères.	Commissure longitudinale.	»	Lobe du 3e ventricule.

des différentes parties du cerveau des poissons.

a TORI SEMI-CIRCULARES.	b TUBERCULE MÉDIAN.	c TORUS LONGITUD. SUPERIOR.	d FIBRES TRANSV. DU TOIT.	4 CERVELET.
Corps cannelé (strié).	Tuber. 4-jumeaux.	»	»	Cervelet.
Corps strié.	Corne d'Ammon, 1820. Tub. 4-jumeaux, 1831.	»	»	Cervelet.
Couche optique.	Tub. 4-jumeaux.	Voûte à 3 piliers.	Corps calleux.	Cervelet.
Corps strié.	Tub. 4-jumeaux.	Voûte à 3 piliers.	Corps calleux.	Cervelet.
»	Tub. 4-jumeaux.	Languette formicoïde.	Commissure calloïde.	Cervelet.
»	»	»	»	Cervelet.
»	»	»	»	Cervelet.
Ganglions du nerf optique (Carus).	Valvula-cerebelli (Stieda).	»	Fibres transversales du toit.	Cervelet.
»	»	»	»	Cervelet.
Couche optique.	»	»	»	Tub. 4-jumeaux! Cervelet absent ou rudimentaire.

4° Les divers auteurs que nous venons de passer en revue ont tous admis, quelles que fussent les différences de leur manière de voir sur les autres points, que la troisième partie impaire du cerveau des poissons représentait le cervelet des vertébrés supérieurs. C'est au renversement de cette détermination que s'appliquent les auteurs de la quatrième opinion. C'est en 1867 que Miklucho-Maclay [1] exposa dans une Communication préalable, sa nouvelle interprétation du cerveau des Sélaciens (et des poissons en général) basée, dit-il, sur l'embryogénie. Il l'a développée, mais sans preuves nouvelles, dans un mémoire plus étendu publié en 1870 [2]. Comparant le cerveau d'un jeune Sélacien (*Heptanchus*) avec celui d'un embryon de Chèvre et les étudiant sur des coupes longitudinales, il est frappé de leur ressemblance et, sur cette simple apparence extérieure, il conclut à l'homologie de chacune des parties du cerveau de l'*Heptanchus* avec la partie qui lui ressemble dans le cerveau de l'embryon de Chèvre. Il arrive ainsi à regarder les lobes optiques comme cerveau intermédiaire (Zwischenhirn), c'est-à-dire comme lobes du troisième ventricule, et le cervelet comme cerveau moyen (Mittelhirn), c'est-à-dire comme tubercules quadrijumeaux. Quant au cervelet ou Hinterhirn, il ne serait représenté, chez les Sélaciens, que par la lame transversale du cervelet qui, comme nous l'avons vu, n'est qu'une disposition particulière du bord postérieur du feuillet nerveux qui forme le cervelet, disposition qui ne se retrouve pas chez les poissons osseux. Gegenbaur a accepté cette interprétation du cerveau des Sélaciens et l'a étendue, plus encore que Miklucho-Maclay, aux poissons osseux.

Dans un chapitre qui n'a pu trouver place à la fin de ce mémoire nous avions développé les nombreuses objections que soulève en particulier la détermination de ces derniers auteurs. Nous en reproduirons ici quelques-unes :

La ressemblance passagère que présente le cerveau de l'Heptanchus avec celui de la Chèvre à un moment du développement embryogénique, ne paraîtra à aucun anatomiste un critérium infaillible qu'on doive préférer au principe des connexions et aux résultats fournis par l'histologie, principe et résultats dont ces auteurs disent qu'ils n'ont pas, pour la détermination des homologies, l'importance qu'on

---

[1] *Beitrage zur Vergleich. Anat. des Gehirns* (*Jenaische Zeitschr. f. Medicin u. Naturwissensch.*, Bd. IV, 1868).

[2] *Beitrage zur Vergleich. Neurologie der Wirbelthieren :* I. *Das Gehirn der Selachier.* II. *Das Mittelhirn der Ganoïden*, von Miklucho-Macklay. Leipzig, 1870, in-4°.

serait tenté de leur attribuer. Cette assertion serait facile à réfuter, mais, même au point de vue *embryogénique*, il est aisé de démontrer que la détermination nouvelle ne se soutient pas. En effet, la comparaison de Miklucho-Maclay est arbitraire. C'est le cerveau complétement développé d'un jeune Sélacien (et non d'un embryon) qu'il compare au cerveau à peine ébauché de l'embryon de Chèvre. Mais qu'on ramène le Sélacien à l'âge où son cervelet était aussi rudimentaire que celui du mammifère et l'on verra si la ressemblance existe encore. Ou inversement, qu'on prenne la Chèvre à l'âge où son cervelet est déjà presque complétement développé et qu'on compare encore. On verra dans les deux cas que le cervelet du Sélacien ne saurait être autre chose qu'un cervelet et que la partie qui semble faire défaut et ne se développe en réalité qu'assez peu est le cerveau intermédiaire (couches optiques) et non le cerveau postérieur ou cervelet. Il serait trop long de passer en revue toutes les objections qu'on peut faire à cette manière de voir ; en effet, toutes les connexions des diverses parties du cerveau se trouvent renversées et le cerveau des poissons est ainsi placé absolument en dehors du type cérébral des vertébrés. Il y rentre au contraire très-naturellement si on s'appuie sur le principe des connexions [1], sur l'embryologie sainement interprétée et sur les données de l'histologie, et l'on peut dire que chez les Plagiostomes, il réalise en quelque sorte ce type avec la netteté d'un *schéma*.

II

DES RÉSULTATS FOURNIS EN PARTICULIER PAR LES RECHERCHES HISTOLOGIQUES A LA CONNAISSANCE DU CERVEAU DES POISSONS ET DE SES HOMOLOGIES.

Dans le chapitre précédent nous venons de retracer à grands traits les principales interprétations qui ont été données du cerveau des poissons par les anatomistes qui n'ont tenu compte que des renseignements fournis par une étude superficielle des formes, ou par une morphologie rigoureuse et par l'histoire du développement. L'opinion que nous avons signalée comme la plus vraisemblable a été fondée d'abord sur l'embryogénie comparée, puis sur une des lois les plus

---

[1] On trouve dans Serres, *loc. cit.*, dans Baudelot, *id.*, dans Vulpian, *id.*, la discussion des principales connexions. Mais il y en a encore d'autres dont ils n'ont pas parlé. On peut dire que presque tout est connexion dans le système nerveux central, tant les anomalies y sont exceptionnelles.

importantes de la morphologie, la loi des connexions anatomiques. Voyons si l'étude de la structure intime, indépendamment des résultats bruts qu'elle donne au point de vue de la connaissance plus complète des centres nerveux des poissons, peut contribuer à étayer une des opinions que nous avons énumérées. Disons d'abord quelques mots des tentatives anciennes faites pour découvrir par le microscope la structure de ces centres nerveux.

Remonter à un siècle ou même à un demi-siècle en histologie, surtout pour le système nerveux, c'est presque remonter aux temps mythologiques ; aussi ne parlerons-nous pas des observations de Leuwenhoeck, de Della Torre, des frères Wenzel et de beaucoup d'autres. Les curieux d'archéohistologie en trouveront le résumé dans Meckel (*Manuel d'anat. générale*, etc., Paris, 1825, I, p. 222), dans Leuret (*Anat. du système nerveux*, 1839). L'histologie du système nerveux des poissons ne commence véritablement qu'avec Hannover [1] (1844). Leuret avait cependant fait de nombreuses recherches, mais avec une technique insuffisante, et ses résultats n'ont guère dépassé les données générales relatives à la constitution du tissu nerveux aux dépens de fibres et de globules. Il établit du moins d'une manière certaine que la moelle des poissons contient de la substance grise, ce que Desmoulins avait nié, prétendant que : « il n'y a pas un atome de matière grise au centre de la moelle ; il n'y a sur toute la longueur que de la matière blanche fibreuse ». Desmoulins se fondait sur ce fait pour combattre les vues de Serres sur l'unité d'organisation des vertébrés ! Arsaky dit aussi que dans la moelle de la Torpille il n'existe aucun vestige de matière grise, fait qu'il explique par le développement considérable des lobes du quatrième ventricule. Ces vues purent paraître acceptables à une époque où le cerveau était la seule partie noble du système nerveux et où l'on ne considérait la moelle que comme un gros nerf formé par la réunion de tous les nerfs du corps allant aboutir au cerveau. Mais la physiologie a prouvé que la moelle est un véritable centre nerveux et l'histologie y a montré la présence de cellules nerveuses chez les poissons, même les plus inférieurs, tels que l'Amphioxus, aussi bien que chez les vertébrés supérieurs.

Hannover, en imaginant de durcir le tissu nerveux par l'acide chro-

---

[1] HANNOVER, *Recherches microscopiques sur le système nerveux*, Copenhague et Paris, 1844.

mique, put aller beaucoup plus loin dans son étude que tous ses devanciers, et la plupart de ses recherches sur le système nerveux de la
Perche ont été confirmées par les travaux plus récents. Toutefois, il
s'est borné à étudier les éléments en eux-mêmes et non au point de
vue de leur arrangement réciproque.

N'employant que les anciennes méthodes d'examen dont la principale était l'étude des tissus à l'état frais, au moyen de la compres-
sion, N. Guillot, Savi (sur la Torpille) et quelques autres, quoique
observant à la même époque que Hannover, arrivèrent à des résultats
bien inférieurs aux siens.

Owsjannikow, Bidder (*loc. cit.*) étudièrent d'une façon beaucoup
plus précise la moelle des poissons et insistèrent particulièrement
sur la substance de soutien ou névroglie dont ils exagérèrent même le
rôle. Leurs figures, absolument idéales, du reste, qui avaient la prétention de représenter la structure de la moelle d'un certain nombre
de poissons, furent acceptées avec empressement par les physiolo-
gistes comme éclairant d'un jour tout nouveau la physiologie de la
moelle. Mais bientôt Kœlliker, Stilling, Mauthner combattirent sur
beaucoup de points les vues émises par Owsjannikow.

L'étude histologique du cerveau proprement dit commença surtout avec Stieda, qui étudia d'abord quelques parties du cerveau du
Brochet (1861), puis, plus tard, le cerveau de la Lotte et de quelques
autres poissons osseux (1867). M. Vulpian (*loc. cit.*) avait aussi,
dès 1864, fait d'importantes recherches sur la structure intime du
cerveau de la Carpe qui lui avaient permis de se prononcer sur la nature et l'homologie de certaines parties. Dans les chapitres II et III de
la première partie de ce mémoire, nous nous sommes efforcé de contribuer au progrès de nos connaissances sur ce sujet en étudiant particulièrement les Plagiostomes. Nous n'insisterons ici que sur celles
de ces connaissances histologiques qui peuvent contribuer à la détermination de quelque partie du cerveau.

C'est surtout en ce qui concerne le cervelet que ces résultats sont
importants. En l'absence du principe des connexions et de l'embryogénie, l'histologie à elle seule permet de fixer l'homologie véritable
de cette partie du cerveau et de démontrer la fausseté de l'opinion de
Miklucho-Maclay et de Gegenbaur. Dans la structure de cet organe
on retrouve en effet une disposition des parties élémentaires, fibres,
cellules, granulations, presque semblable à celle qui existe dans le
cervelet de toutes les autres classes de vertébrés, disposition qu'on ne

retrouve plus la même dans le lobe optique ou les tubercules jumeaux. Chez tous les vertébrés, en effet, le cervelet consiste en une
lame plus ou moins épaisse et plus ou moins compliquée de substance nerveuse présentant une couche corticale grise plus ou moins
striée et finement granuleuse, une couche médullaire rouillée formée
d'éléments très-reconnaissables, les myélocytes, et entre les deux une
zone caractérisée par de grosses cellules nerveuses disposées en rangée simple ou double. Des fibres nerveuses relient cette lame cérébelleuse aux diverses parties du cerveau et en particulier au bulbe.
On peut voir chez la Pastenague (fig. 9, pl. XX) une analogie de plus
entre son cervelet et celui des vertébrés supérieurs, qui consiste dans
la présence de véritables circonvolutions.

Au-dessous du cervelet existe, chez les Sélaciens, une lame nerveuse plus ou moins repliée et connue, comme nous l'avons vu,
sous les noms de lame transverse ou commissure du quatrième
ventricule. Cette lame n'a rien de commissural. Des coupes longitudinales et transversales observées au microscope m'ont montré
qu'elle a exactement la structure du cervelet et qu'elle n'est autre
chose que la continuation du feuillet cérébelleux replié en dessous
et en arrière.

Il en est de même pour ces lobes qui bordent le quatrième ventricule et qui sont circonvolutionnés chez la Raie, en forme d'oreille
chez l'Ange. L'étude microscopique montre qu'ils ne sont encore que
la continuation du cervelet. Le feuillet nerveux qui forme cet organe
s'insère donc immédiatement et sur une grande longueur sur les
côtés du quatrième ventricule, de sorte que le cervelet est véritablement sessile au lieu d'être porté sur des pédoncules plus ou moins
longs comme chez les mammifères.

L'étude microscopique confirme aussi, comme j'ai pu le constater
chez les Plagiostomes, l'homologie qu'on a établie entre les lobes optiques et les tubercules jumeaux des vertébrés supérieurs. Chez
ceux-ci, ainsi que chez l'homme, ces tubercules ont une structure très-
compliquée et très-difficile à démêler, parce que les fibres et les cellules y sont plus intimement mélangées qu'ailleurs et non disposées,
les cellules en noyaux ou couches régulières, les fibres en faisceaux.
Aussi est-il difficile de suivre des fibres sur une certaine longueur. Il
en est de même chez les Plagiostomes. Mais la présence des tractus
d'origine du nerf optique, l'existence, dans la partie antérieure de ces
lobes, du noyau d'origine du nerf moteur oculaire commun sur les

côtés et au-dessous du ventricule (aqueduc de Sylvius), et d'une
véritable commissure analogue à la commissure postérieure du cerveau des mammifères, permettent de reconnaître d'une façon certaine
dans ces lobes optiques les parties homologues des tubercules jumeaux (voir pl. XXII, fig. 20). Ainsi tombe l'opinion de ceux qui
voudraient en faire ou des couches optiques creuses ou des hémisphères cérébraux.

On arrive pour les lobes optiques beaucoup plus compliqués des
poissons osseux à une détermination semblable, et l'on reconnaît,
avec la plus grande facilité, sur des coupes transversales et surtout
longitudinales, que le tubercule médian postérieur, situé dans l'intérieur de ces lobes, n'est autre chose qu'un repli du cervelet dont il
offre toute la structure. Ce repli du cervelet en avant dans l'intérieur
des lobes optiques est comparable au repli postérieur qui, chez les
Sélaciens, forme la lame transverse dont nous venons de parler plus
haut. Un des premiers, M. Vulpian (*loc. cit.*) a insisté sur l'analogie
de structure qui existe entre la couche corticale de ces renflements
et la partie centrale du cervelet. « Si l'on considère en outre, dit-il,
que ces renflements sont étroitement unis avec le cervelet ; que, sur
des coupes appropriées à cette recherche, on voit leur couche corticale se continuer sans interruption avec la partie centrale du cervelet
et enfin que, chez le Maquereau, la portion la plus interne de ces
renflements est divisée superficiellement en lamelles transversales
comme le cervelet de ce poisson, on sera conduit à rattacher ces
renflements au système du cervelet. » Quant à l'assimilation immédiate de ces renflements à une partie du cerveau des vertébrés supérieurs, il nous paraît, comme à Stieda, qu'on doit les regarder comme
homologues du voile médullaire antérieur ou *valvule du cervelet* et
non comme des tubercules quadrijumeaux.

Quant aux lobes inférieurs ballottés depuis Camper entre toutes
les homologies possibles et impossibles, comme le montre le tableau
synoptique, p. 76, où nous n'en avons réuni que quelques-unes,
l'histologie nous a permis d'en préciser la nature. Chez l'Ange, où
ces lobes sont encore peu développés et où leurs connexions pri-
mordiales n'ont pas été altérées, j'ai pu constater qu'ils ne sont rien
autre chose qu'un épaississement de la matière grise qui revêt les
parois de la partie antérieure et inférieure du ventricule optique et de
l'infundibulum. Leur homologie se trouve ainsi établie d'une façon
certaine avec le *tuber cinereum*, comme l'avait supposé autrefois

Carus, sans apporter du reste de preuve certaine en faveur de son opinion, puisqu'en 1869 Baudelot (*loc. cit.*), évitant de se prononcer d'une façon catégorique sur la détermination de ces lobes, n'admettait l'opinion de Carus que sous bénéfice d'inventaire.

En ce qui concerne le bulbe, l'application du microscope à son étude n'est pas non plus sans importance, quoique cette partie du cerveau n'ait pas subi les vicissitudes de détermination qu'ont eues les autres parties. La plupart des auteurs, cherchant à constater l'entre-croisement des faisceaux du bulbe chez les poissons par la dissection simple, n'y sont pas parvenus. Mais cela ne paraît pas prouver grand'chose, puisque M. Philippeaux d'abord (1852), Baudelot ensuite (1865), disent avoir constaté un entre-croisement analogue à celui des pyramides antérieures chez l'homme. J'ai pu constater par la méthode des coupes qu'il n'y a chez les Sélaciens, dans la région correspondant aux pyramides antérieures, aucun entre-croisement en masse de certains faisceaux du bulbe et que, par suite, il n'y a pas à proprement parler de pyramides antérieures, mais simplement des cordons antérieurs qui se continuent directement de la moelle dans le bulbe. Seulement, la commissure antérieure de la moelle qui se développe dans le bulbe en un raphé médian très-prononcé et la formation réticulaire, qui, à un certain niveau, envahit presque tout le bulbe, sont en réalité des voies d'entre-croisement très-suffisantes, qui permettent de ne voir dans les pyramides qu'une disposition perfectionnée, mais non fondamentale, puisque déjà chez certains mammifères elle est réduite à très-peu de chose. En d'autres termes, chez les Sélaciens, l'entre-croisement se fait successivement sur toute la hauteur du bulbe et non en masse et sur un même niveau, comme chez les vertébrés supérieurs, où il constitue alors l'entre-croisement des pyramides. Les éléments des pyramides ne sont pas de formation nouvelle, ils existaient déjà en haut pour les centrifuges, en bas pour les centripètes ; ils n'ont fait que se grouper d'une certaine façon pour s'entre-croiser presque tous ensemble au même niveau. Là où ces mêmes fibres centrifuges et centripètes subissent individuellement la décussation, chacune à un niveau particulier, il n'y a pas de pyramides, mais en somme rien n'est changé pour cela au point de vue physiologique.

Enfin la constatation de quelques-uns des noyaux d'origine des nerfs dans le bulbe et le plancher cérébral peut n'être pas sans importance, car elle étend en quelque sorte le domaine du principe des connexions appliqué aux origines des nerfs, de l'origine apparente, la seule qui ait été décrite jusqu'ici chez les Plagiostomes, jusqu'à l'origine réelle. Les quelques noyaux qui ont pu être ainsi déterminés se sont montrés avec la même situation relative dans le cerveau chez les Plagiostomes et chez les vertébrés supérieurs, fait important pour la détermination des homologies.

Cet ensemble de faits, pour lesquels on voit les résultats fournis par l'histologie concorder avec ceux que fournissent d'autre part la morphologie et l'évolution, me paraît bien suffisant pour donner la conviction que les poissons rentrent dans le type cérébral des autres vertébrés et que la détermination d'Arsaky, modifiée pour les lobes inférieurs et complétée par de nouvelles preuves, est la seule vraie. Comme assimilation immédiate, le cerveau des Plagiostomes ressemble plus, sous certains rapports, au cerveau des Batraciens qu'à celui des Téléostéens. Le bulbe et le cervelet sont infiniment supérieurs à ceux des Batraciens; les cerveaux moyen, intermédiaire et antérieur me paraissent au contraire assez comparables dans les deux groupes.

EXPLICATION DES PLANCHES.

PLANCHE XIX.

Fig. 1. Deux cellules de la moelle de la Torpille (*Torpedo galvanii*), préparées et dissociées dans la solution chromique à un cinq-millième. Oc. 1, obj. vii (Verick).

Fig. 2. Trois cellules de la moelle de la Pastenague (*Trygon pastinaca*); même préparation. Oc. 3, obj. vii.

Fig. 3. Coupe transversale de la moelle de la Pastenague (région cervicale). *a*, canal central revêtu d'épithélium; *b*, corne inférieure avec grandes cellules nerveuses; *c*, corne supérieure dépourvue de cellules; *d*, substance grise réticulée réunissant les deux cornes d'un même côté; *ct*, commissure transverse; *ci*, cordons inférieurs; *ri*, racine inférieure; *rs*, racine supérieure des nerfs spinaux. Oc. 2, obj. 1 (Nachet). Les cellules sont dessinées à un grossissement un peu supérieur. — Tous les détails de la substance blanche n'ont pas été représentés de même que dans les figures 4, 7, 12', 13.

Fig. 4. Coupe tranversale de la moelle de la petite Roussette (*Scyllium canicula*); même signification des lettres.

Fig. 5. Coupe longitudinale horizontale de la moelle de Trygon passant par la corne inférieure en avant du canal central. *aa*, grandes cellules de la colonne cellulaire de la corne inférieure; *b*, fibres longitudinales des cordons latéraux de la moelle; *c*, fibres longitudinales du cordon inférieur; *d*, prolongement inférieur médian de la substance grise au-dessous du canal central; *fo*, faisceaux de fibres pénétrant obliquement dans la colonne cellulaire pour se mettre en rapport avec les prolongements des cellules. Oc. 1, obj. III.

FIG. 6. Coupe longitudinale horizontale de la moelle du Trygon passant par le point d'émergence des racines supérieures (postérieures). *rs*, racines supérieures; *a*, faisceau radiculaire dirigé en avant d'une racine supérieure faisceau; *p*, radiculaire dirigé en arrière de la même racine; *l*, fibres longitudinales de la moelle.

PLANCHE XX.

FIG. 7. Coupe transversale faite au niveau de la pointe du quatrième ventricule sur le bulbe d'un requin. *a*, le canal central très-dilaté dont la paroi supérieure (commissure grise) vient de disparaître; *r*, raphé médian; *b*, corne inférieure très-nette avec grandes cellules motrices; *c*, corne supérieure avec un noyau x' à sa base dans lequel se rendent des fibres du nerf vague x; *d*, noyau supéro-latéral dans le processus reticularis; *ci*, cordons inférieurs; *cp*, cordons postérieurs; *fl*, faisceau longitudinal (du facial?). Oc. 1, obj. I.

FIG. 8. Coupe transversale sur le même bulbe faite un peu plus en avant. Les mêmes lettres ont la même valeur dans les deux figures. *fa*, fibres arciformes; *lv*, lobus vagi; *no*, noyau olivaire.

FIG. 9. Coupe transversale du cervelet et du bulbe du Trygon au niveau de la portion commissurale. *x*, repli d'arrière en avant de la lame cérébelleuse dans lequel pénètre un prolongement de la pie-mère; *aaa*, couche corticale du cervelet; *a'*, sa terminaison sur le bord externe du pédoncule cérébelleux moyen; *b*, cellules de la zone limitante; *cc*, amas internes de myélocytes; *d*, fibres descendant du cervelet dans le bulbe; *e*, pédoncule cérébelleux moyen; *f*, ventricule cérébelleux; *g*, quatrième ventricule; *h*, sulcus centralis où l'on voit l'épithélium ventriculaire; *i*, substance grise du plancher du quatrième ventricule; *r*, raphé; *s*, formation réticulaire; *fa*, fibres arciformes. Oc. 1, obj. I.

FIG. 10. Coupe transversale à travers le cervelet et la portion commissurale du bulbe, au niveau de la partie moyenne du cervelet, chez le Scyllium. *a*, ventricule cérébelleux se confondant en bas avec le quatrième ventricule; *b*, voûte du cervelet; *c*, double bourrelet médian formé par le recourbement en dedans du bord des deux lames latérales *d*.

FIG. 11. Coupe transversale un peu en avant de la précédente, pour montrer le ventricule cérébelleux *a* en partie comblé par l'épaississement de la masse de myélocytes *e*; *a'*, quatrième ventricule.

FIG. 12. Partie d'une coupe longitudinale du cervelet de Requin pour montrer les petites circonvolutions du feuillet cérébelleux et la différence à l'œil nu entre l'écorce et la couche profonde.

PLANCHE XXI.

FIG. 13. Coupe transversale du bulbe de la Torpille au niveau du tronc postérieur du nerf pneumo-gastrique. Toute la partie supérieure de la coupe est occupée par le lobe électrique dans lequel pénètrent les faisceaux de fibres du nerf électrique. *a,* noyau ordinaire du pneumo-gastrique émettant des fibres qui vont se perdre dans le gros tronc nerveux ; *s,* profond sillon de séparation des deux moitiés du lobe électrique faisant partie du quatrième ventricule.

Fig. 14. Moitié gauche d'une coupe transversale de la partie antérieure du cervelet du Trygon. Elle est à ce niveau complétement séparée de la moitié droite qui n'est qu'indiquée, par une scissure *e,* dans laquelle pénètre la pie-mère. *a,* couche corticale du cervelet ; *b,* cellules de la zone limitante ; *c,* amas central de myélocytes ; *d,* prolongement latéral du ventricule cérébelleux au centre de l'amas de myélocytes.

Fig. 15. Coupe transversale dans la moitié postérieure du cervelet du Scyllium. *a, b, c,* ut suprà ; *d,* ventricule cérébelleux.

Fig. 17. Coupe transversale du cervelet et du bulbe de la Raie dans la région postérieure pour la démonstration de la lame transversale du cervelet et des feuillets restiformes. La continuité entre le feuillet du cervelet et la lame transversale a lieu sur un plan antérieur à la coupe ; *x,* enfoncement dans lequel pénètre la pie-mère ; *aaa,* couche corticale du cervelet ; *bbb,* zone limitante ; *cc,* amas de myélocytes ; *d,* fibres cérébelleuses ; *a'a'a',* couche corticale de la lame transversale et des feuillets restiformes ; *b'b'b',* leur zone limitante ; *c',* amas de myélocytes ; *d',* fibres nerveuses analogues à celles du pédoncule moyen (voir fig. 9) descendant de la face profonde de la couche corticale et de la zone limitante dans le bulbe ; *v,* plancher du quatrième ventricule.

Fig. 18. Coupe transversale passant dans la partie antérieure des lobes optiques du Trygon. *a,* lobes optiques proprement dits ; *b,* portion pédonculaire ; *c,* lobes inférieurs ; *d,* glande pituitaire ; *e,* tige pituitaire ; *v,* ventricule du lobe optique communiquant en bas par un espace rétréci avec l'infundibulum du troisième ventricule *v'.*

Fig. 19. Coupe transversale dans la partie antérieure des lobes optiques du requin. *a,* voûte des lobes optiques ; *bb,* portion pédonculaire ; *c,* commissure postérieure ; *v,* ventricule optique se continuant en avant ; *v',* diverticule supérieur aveugle de ce ventricule ; *m,* troisième paire nerveuse.

PLANCHE XXII.

Fig. 20. Coupe transversale du lobe optique du Requin, dans la partie antérieure du lobe au niveau du noyau d'origine du nerf moteur oculaire commun. *v,* ventricule du lobe optique se rétrécissant et allant s'ouvrir en avant dans le troisième ventricule ; *v',* partie antérieure et supérieure très-dilatée de ce même ventricule terminée un peu plus en avant en cul-de-sac (voir pl. XXI, fig. 19) ; *a,* grosses cellules multipolaires assez écartées les unes des autres et représentant le noyau du nerf moteur oculaire commun ; *b,* cellules plus petites, ovales ou fusiformes, disposées plus ou moins régulièrement entre les faisceaux obliques *c,* qui appartiennent aux tractus optiques ; *d,* substance grise périventriculaire dans laquelle sont de nombreux vaisseaux contribuant à former les prolongements qui donnent un aspect dentelé à cette substance grise ; *e,* fibres transversales du toit optique ; *f,* faisceaux de fibres longitudinales ; *g,* granulations ; *h,* faisceaux de fibres longitudinales de la portion pédonculaire ; *i,* entre-croisement des fibres optiques ; *fa,* fibres arciformes ; *mo,* nerf moteur oculaire commun. (Demi-schématique.)

Fig. 21. Coupe au niveau de la partie postérieure du troisième ventricule pour montrer les petits tubercules d'où naissent des fibres optiques (*Trygon*). *a*, troisième ventricule ; *b*, épithélium ventriculaire ; *d*, tractus optiques.

Fig. 22. Coupe du cerveau intermédiaire en avant du chiasma (*Scyllium*) ; *a*, bandelette nerveuse passant au-dessus du ventricule ; *b*, épaississement de la substance grise ventriculaire ; *c*, troisième ventricule ; *lt*, *lamina terminalis* ; *pc*, faisceaux de fibres longitudinales du pédoncule cérébral.

Fig. 23. Coupe un peu en arrière du chiasma pour montrer l'entre-croisement.

Fig. 24. Coupe de la partie antérieure du lobe optique de la Raie. *a*, ventricule optique ; *f*, glande pinéale (?) ; *c*, lobes inférieurs ; *e*, tractus optiques.

Fig. 25, 26, 27. Coupes dans la partie la plus antérieure du lobe optique pour montrer la manière dont la voûte optique s'ouvre par la disparition de la commissure postérieure *c*.

Fig. 28. Coupe de l'hypophyse pour montrer sa structure et ses rapports. *a*, tubes glandulaires pleins d'épithélium, enroulés et remplissant toute la glande ; on n'en a dessiné que quelques-uns ; *tp*, tige pituitaire ; *i*, infundibulum ; *li*, lobes inférieurs.

Fig. 12'. Pl. XX, coupe du bulbe de la Raie (partie postérieure).

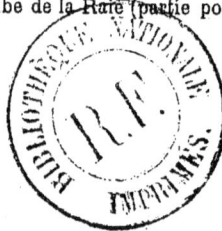

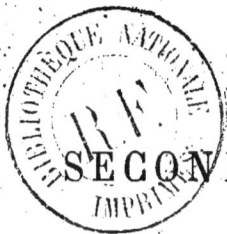

SECONDE THÈSE

PROPOSITIONS DONNÉES PAR LA FACULTÉ

Zoologie. — Caractères des Turbellariées et de leurs principales divisions.

Botanique. — Principes fondamentaux et grandes divisions de la méthode naturelle.

Développement et nature morphologique de l'ovule.

Géologie. — Principes généraux de la classification géologique.

Application aux terrains primaires.

Vu et approuvé,
Paris, le 15 mars 1877.
Le Doyen de la Faculté des sciences,
MILNE-EDWARDS.

Vu et permis d'imprimer,
Paris, le 15 mars 1877.
Le vice-recteur de l'Académie de Paris,
A. MOURIER.

Paris. — Typographie A. Hennuyer, rue d'Arcet, 7.

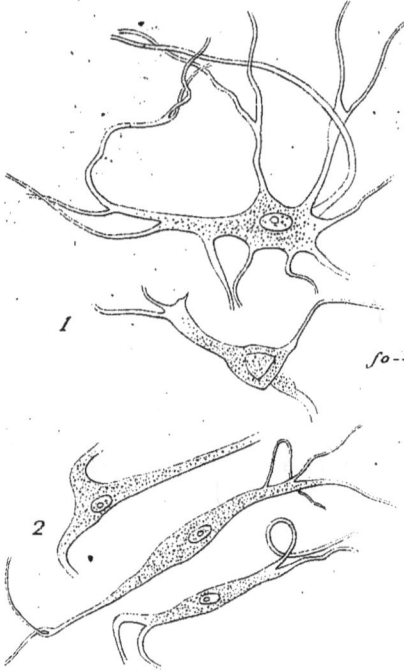

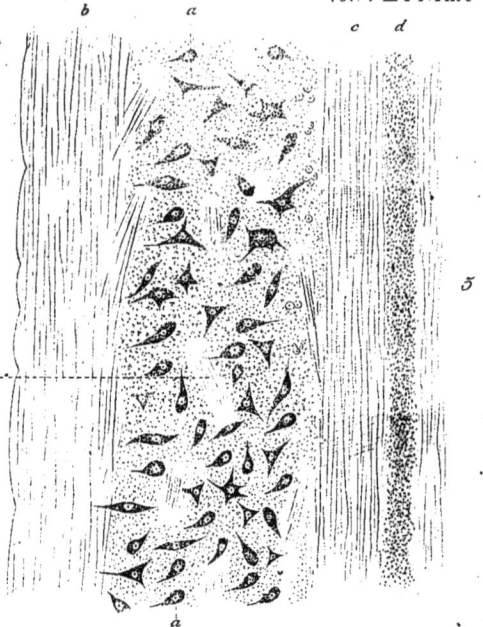

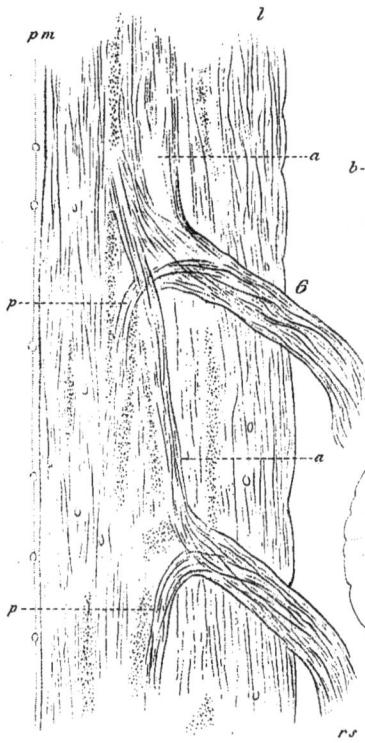

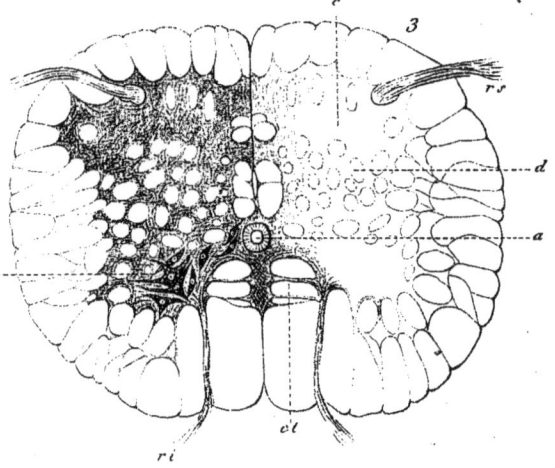

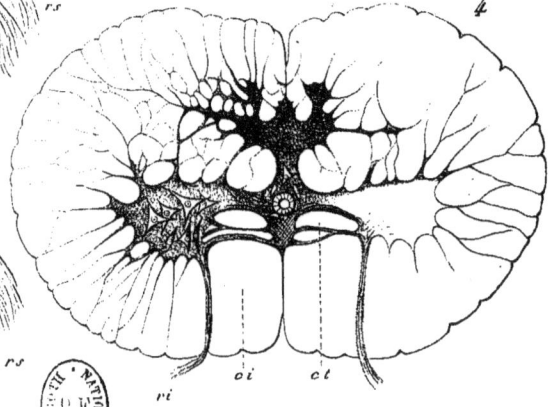

F. Viault ad. nat. del.   Imp. Chardon ainé. Paris   Lagesse sc.

STRUCTURE DE LA MOELLE DES PLAGIOSTOMES

Librairie C. Reinwald.

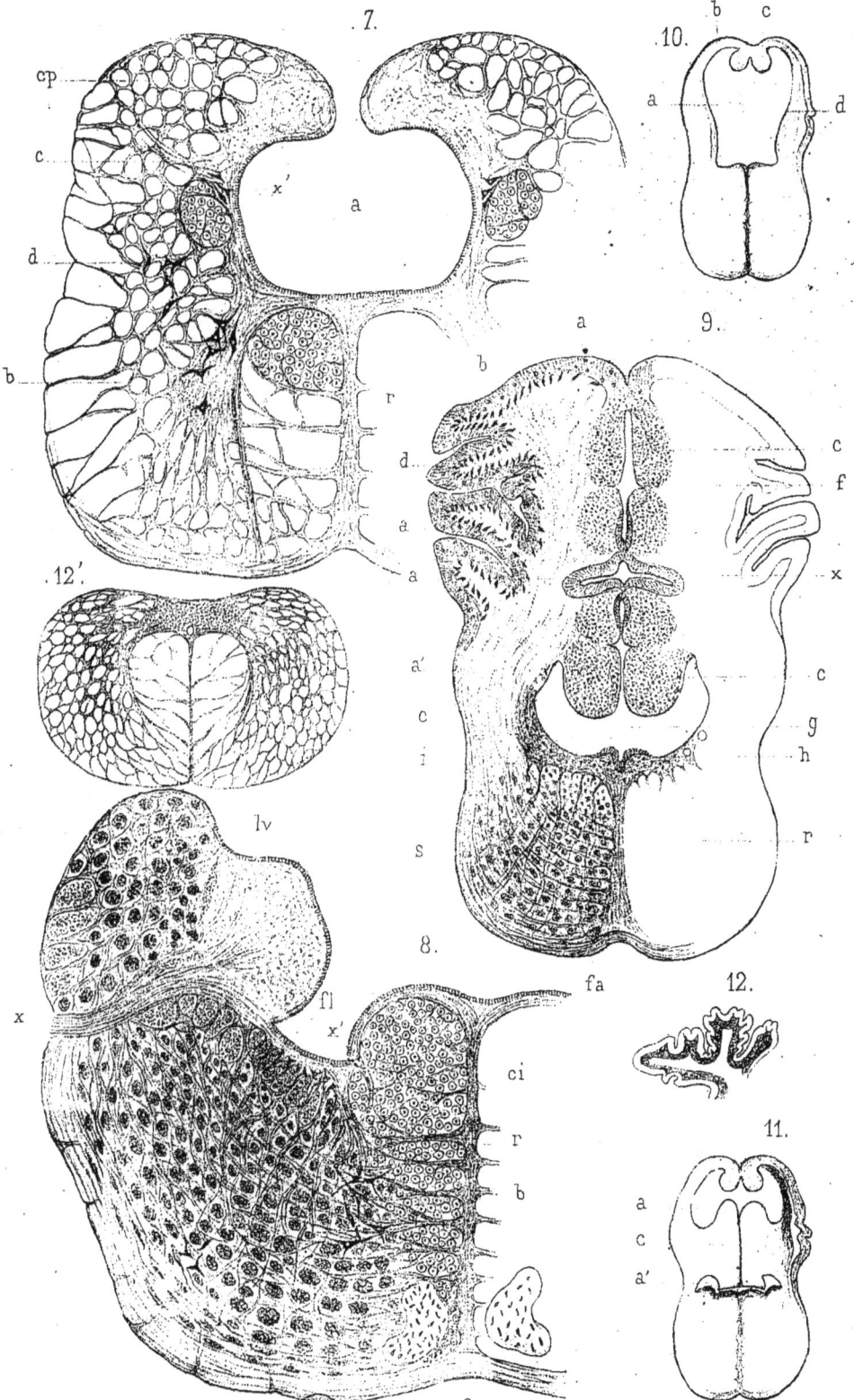

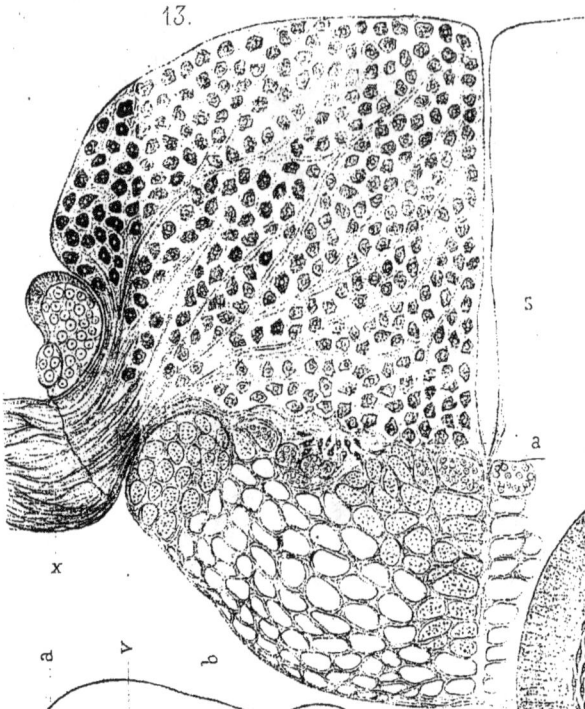

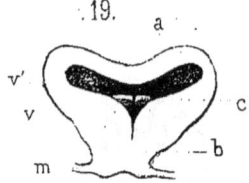

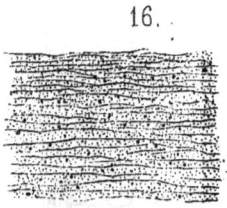

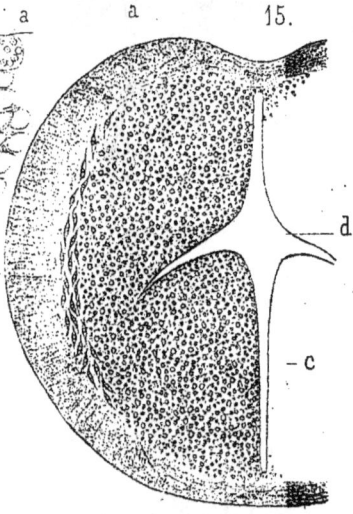

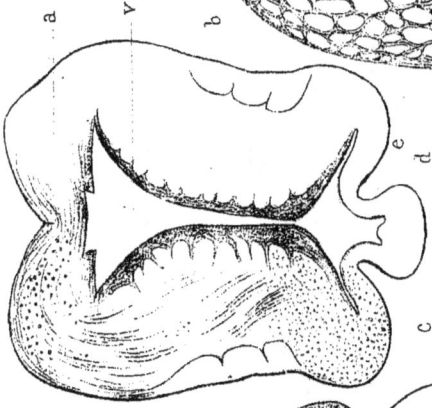

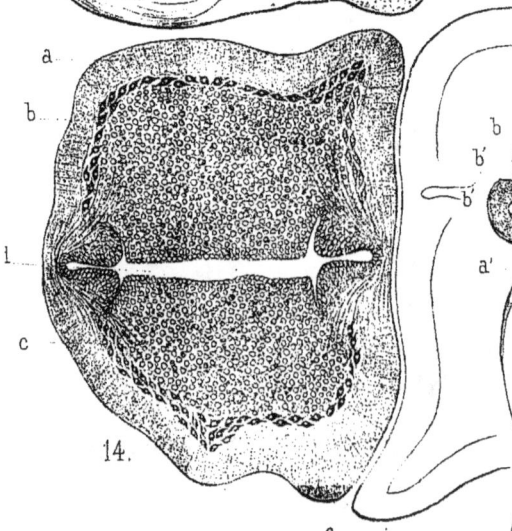

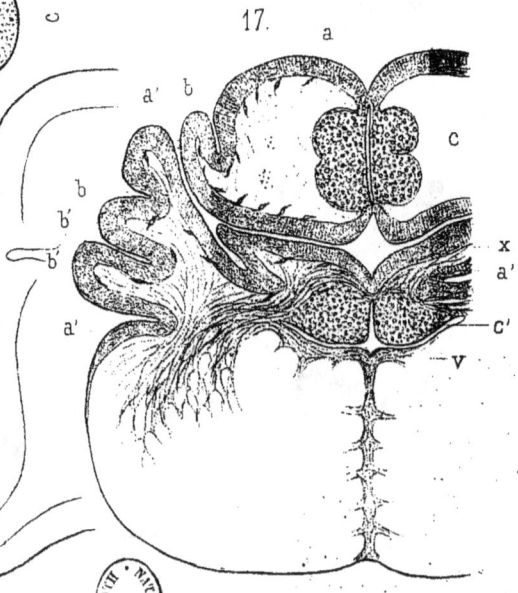

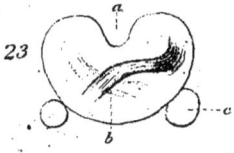

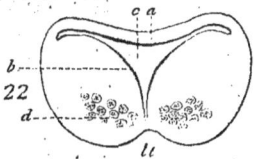

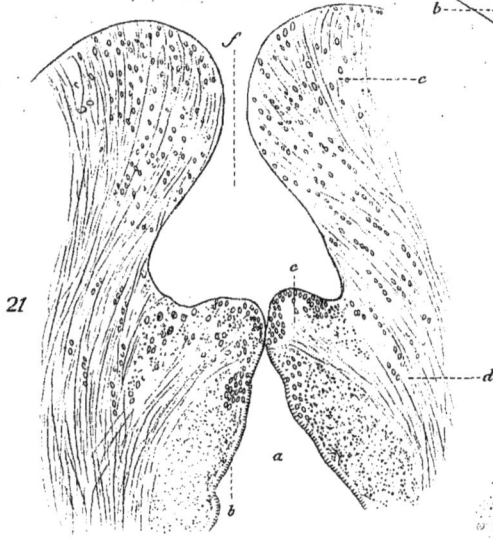

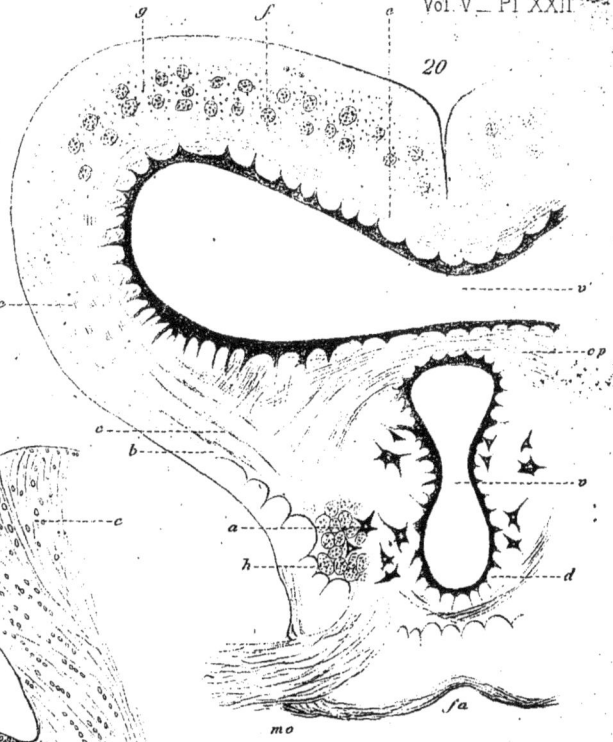

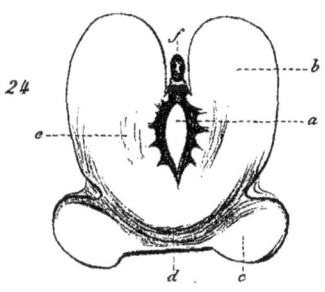

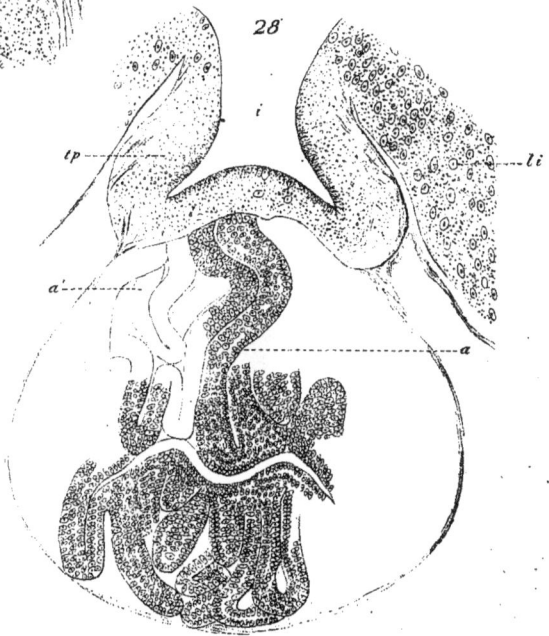

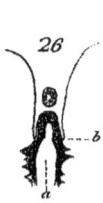

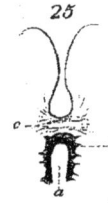

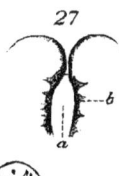

Imp. Ch. Chardon ainé. Paris.

LOBES OPTIQUES 3^E VENTRICULE HYPOPHYSE